出生缺陷临床识别手册

淮河流域出生及出生缺陷监测项目专家组　编著

U0344912

人民卫生出版社

图书在版编目（CIP）数据

出生缺陷临床识别手册/淮河流域出生及出生缺陷监测项目专家组编著. —北京：人民卫生出版社，2014

ISBN 978-7-117-19666-6

Ⅰ.①出… Ⅱ.①淮… Ⅲ.①先天性畸形-新生儿疾病-诊断-手册 Ⅳ.①R726.204-62

中国版本图书馆 CIP 数据核字（2014）第 192199 号

| 人卫社官网 | www. pmph. com | 出版物查询，在线购书 |
| 人卫医学网 | www. ipmph. com | 医学考试辅导，医学数据库服务，医学教育资源，大众健康资讯 |

出生缺陷临床识别手册

编　　著：淮河流域出生及出生缺陷监测项目专家组
出版发行：人民卫生出版社（中继线 010-59780011）
地　　址：北京市朝阳区潘家园南里 19 号
邮　　编：100021
E－mail：pmph @ pmph. com
购书热线：010-59787592　010-59787584　010-65264830
印　　刷：三河市宏达印刷有限公司
经　　销：新华书店
开　　本：889×1194　1/32　　印张：5
字　　数：106 千字
版　　次：2014 年 10 月第 1 版　2016 年 4 月第 1 版第 2 次印刷
标准书号：ISBN 978-7-117-19666-6/R·19667
定　　价：35.00 元

打击盗版举报电话：010-59787491　E-mail：WQ @ pmph. com
（凡属印装质量问题请与本社市场营销中心联系退换）

《出生缺陷临床识别手册》
编写委员会

顾　问　金　曦　渠川琰

编　委　洪世欣　代　礼　韩　玲　孙利环

　　　　周凤荣　蒋小青　羊乐霞　赵　地

　　　　吴久玲　李丽娟　郑睿敏　宁魏青

编　者（以姓氏笔画排序）

　　　　王爱玲　代　礼　宁魏青　叶健莉

　　　　叶荣伟　羊乐霞　孙利环　吴久玲

　　　　李丽娟　李智文　肖燕燕　周凤荣

　　　　洪世欣　赵　地　蒋小青　韩　玲

　　　　潘晓平

前　言

出生缺陷是一个全球性公共卫生问题，全世界每年有 790 万严重的缺陷儿出生。据估计，我国每年新发出生缺陷例数高达 90 万，约每隔 40 分钟就有一个缺陷儿出生。随着社会经济的快速发展和医疗服务水平的提高，我国婴儿死亡率持续下降，但出生缺陷发生率则逐年上升，且缺陷儿在婴儿死亡中所占比例亦呈上升趋势。提高出生人口素质和预防出生缺陷工作已经得到我国政府的高度重视，20 世纪 90 年代以来，原卫生部先后印发了出生缺陷防治相关法规和技术规范，把加强出生缺陷防治作为重要的工作任务。2012 年印发的《卫生部贯彻 2011—2020 年中国妇女儿童发展纲要实施方案》中仍然将加强出生缺陷防治作为重要内容，明确了相关要求和具体目标，要求提高产前筛查率和产前诊断水平，降低严重多发致残的出生缺陷发生率，减少出生缺陷所致残疾，争取在 2020 年前，婴儿死亡率下降到 10‰。

目前我国的出生缺陷防治工作依然面临很多问题，由于出生缺陷的发生原因非常复杂、缺陷病种很多，很多基层医务人员出生缺陷相关知识欠缺，对出生缺陷的识别能力明显不足，影响了对出生缺陷的准确报告。目前，出生缺陷监测工作面临着很大的挑战。为此,我们组织相关专业专家编写了《出生缺陷临床识别手册》,以加强基层医疗保健机构医务人员对出生缺陷正确识别和准确分类的能力,强化出生缺陷发现和报告的意识,从而提高出生缺陷的报告率和诊断的准确性,为制定出生缺陷防治相关政策提供基础数据和参考依据,从而最终达到提高我国出生人口素质,减少出生缺陷及其所致残疾的目的。

本手册共分四部分:孕期出生缺陷的检查与识别、新生儿出生缺陷的检查与识别、常见出生缺陷的临床识别要点和先天性心脏病的筛查与识别;从围孕期和新生儿期入手,重点讲述了如何检查与识别出生缺陷,并以照片和图片的形式对出生缺陷的种类、定义、临床特征、缺陷描述要点和拍照/影像要求等做了重点的、直观的描述。本手册务求内容简明扼要、可操作性和实用性强,以便于基层各医疗保健机构的医务人员学习和掌握。

在本手册编写过程中,"淮河流域癌症综合防治出生及出生缺陷监测项目"的各项目省、市、县的相关工作人员付出了巨大的劳动和心血,提供了大量珍贵的图片资料;北京大学生育健康研究所、中国出生缺陷监测中心也给予了大力支持和帮助,在此一并表示衷心的感谢!

为了进一步提高本书的质量,以供再版时修改,因而诚恳地希望各位读者、专家提出宝贵意见。

淮河流域癌症综合防治
出生及出生缺陷监测项目专家组
二〇一四年八月

目　录

第一章
孕期出生缺陷的检查与识别

出生缺陷病种繁多,临床表现多样,同一出生缺陷在不同个体间的表现也不尽相同。严重缺陷或体表畸形易被发现而作出诊断,微小异常或内脏畸形则有可能被漏诊。虽然出生缺陷发生时间是在出生前,但被识别或诊断可在出生前或出生后。采用正确的诊断流程和方法有助于降低漏诊率,提高诊断的准确性。

第一节 高危因素的筛查

造成出生缺陷发生风险增高的因素称为高危因素或危险因素,具有危险因素或其暴露率较高的人群称为高危人群。高危人群所生子女发生出生缺陷的危险性较高。因此,筛查以下高危因素对诊断出生缺陷具有重要的辅助作用。

1. 家族史 重点关注家族成员(三代以内直系或旁系血亲)有无近亲结婚史、遗传病史,有无先天畸形、智力障碍或其他疾病。

2. 生活、环境致畸因素 了解夫妇双方孕前和孕期有无接触各种有害物质,例如居住环境或者工作环境中的重金属、农药、有机溶剂等。了解其生活史,有无吸烟、饮酒、吸毒等。

3. 既往妊娠及疾病史

（1）异常妊娠史:如自然流产、异位妊娠、死胎死产、早产、新生儿死亡、先天畸形等。

（2）高危新生儿史:早产儿、过期产儿、小于胎龄儿、低出生体重儿等。

（3）呼吸困难、Apgar 评分 0～4 分等。

（4）患有盆腔肿瘤或曾有手术史等。

4. 本次妊娠高危情况

（1）孕妇年龄小于 18 岁或大于 35 岁。

（2）妊娠早期异常暴露情况。

1）母亲在孕早期是否接触过射线、粉尘等。

2）是否患感染性疾病,如发热（体温高于 38℃）、感染风疹病毒、巨细胞病毒、弓形虫等。

3）妊娠期是否服用过对胎儿有影响的药物,如磺胺类、抗生素、镇静药、抗癌药、抗甲状腺药物、抗癫痫药、抗结核药、水杨酸类、避孕药等。

（3）本次妊娠合并症/并发症情况:

1）存在病理妊娠等情况,如妊娠期高血压疾病、前置胎盘、胎盘早剥、羊水过多或过少、胎儿生长受限、母儿血型不合等。

2）存在妊娠合并症/并发症情况,如心脏病、糖尿病、高血压、血液病、病毒感染等;胎盘功能不全者。

第二节　特殊检查方法和技术

采用特殊检查方法在出生前即可确诊部分严重出生缺陷。目前常规使用的是产前筛查和产前诊断技术,原则上尽量用低损伤、高灵敏度的技术,以确保胎儿以及孕产妇的安全。医疗机构开展产前筛查和产前诊断应依据原卫生部2002年印发的《产前诊断技术管理办法》的要求,做好遗传咨询、医学影像、生化免疫、细胞遗传和分子遗传等产前筛查和产前诊断技术。按筛查在先、诊断在后的原则,并在知情选择和知情同意的情况下进行。

一、常规孕期保健中的出生缺陷产前筛查

(一)产前筛查定义

产前筛查是指采用简便可行、无创的检查方法,对发病率高、病情严重的遗传性疾病或先天畸形进行孕期筛查,以检出具有出生缺陷高风险的胎儿。

(二)产前筛查目标疾病

根据原卫生部《产前诊断技术管理办法(2002)》和中国医师协会《产前超声检查指南(2012)》等有关文件规定,产前筛查的目标疾病有21-三体综合征、18-三体综合征、胎儿严重结构畸形如无脑儿、严重脑膨出、严重开放性脊柱裂、单腔心、严重胸腹壁缺损伴内脏外翻、致死性软骨发育不良等。

(三)产前筛查方法

目前临床常用的产前筛查方法有血清生化学筛查和超声筛查等,以下是孕期保健中常用筛查的目的、检查方法、检查项目及异常结果处理原则(表1-1)。

表 1-1 常规孕期保健中的出生缺陷产前血清和超声筛查方法

时间	检查方法	筛查目的与检查项目	高风险和（或）异常结果处理原则
妊娠 10 ~ 13⁺⁶ 周	血清生化学筛查	（1）用于筛查胎儿染色体非整倍体 （2）检测绒毛膜促性腺激素（β-hCG）、妊娠相关蛋白（PAPP-A）	（1）遗传咨询 （2）必要时胎儿超声系统筛查 （3）进一步产前诊断
妊娠 15 ~ 20 周	血清生化学筛查	（1）用于筛查神经管畸形、21-三体、18-三体 （2）检测甲胎蛋白（AFP）、绒毛膜促性腺激素（hCG）和（或）游离雌三醇（uE3）	
妊娠 10 ~ 13⁺⁶ 周	超声筛查	（1）用于筛查胎儿染色体非整倍体 （2）测量胎儿颈部透明层厚度（NT）	（1）遗传咨询 （2）进一步针对性超声复查 （3）进一步产前诊断
妊娠 16 ~ 27 周	超声筛查	用于筛查胎儿有无严重的结构畸形如无脑儿、严重脑膨出，严重开放性脊柱裂，严重胸腹壁缺损伴内脏外翻，单腔心，致死性软骨发育不良等	

二、产前诊断

（一）产前诊断定义

产前诊断是指在胎儿出生之前应用各种检测手段，如影像学、生化、细胞遗传学及分子生物学技术，了解胎儿在宫内的发育状况，对先天性、遗传性疾病作出诊断，为胎儿宫内治疗及选择性流产创造条件。

（二）产前诊断的适应证

1. 35 岁以上的高龄孕妇。

2. 曾生育过染色体病患儿的孕妇。

3. 夫妇一方为染色体异常携带者。

4. 孕妇为性连锁隐性遗传基因携带者。

5. 有遗传性疾病家族史或曾经分娩过严重出生缺陷患儿的孕妇。

6. 在孕早期接触过明确致畸物或严重病毒感染的孕妇。

7. 产前筛查后的高危人群。

8. 本次妊娠有持续性羊水过多、羊水过少、胎儿生长受限或胎儿有可疑畸形的孕妇。

9. 医师认为有必要进行产前诊断的其他情形。

（三）产前诊断的胎儿疾病

1. 胎儿宫内感染　如巨细胞病毒、风疹病毒、弓形体感染和性传播疾病。

2. 胎儿遗传性疾病

（1）染色体异常：分为染色体数目异常和染色体结构异常两类。如 21-三体综合征、13-三体综合征、18-三体综合征等。

（2）单基因遗传病：单基因遗传病是由单一遗传基因突变引起的疾病。如地中海贫血、血友病、假性肥大型肌营养不良症、脆性 X 综合征等。

（3）遗传代谢性疾病：苯丙酮尿症等。

3. 胎儿结构异常　如神经管缺陷、先天性心脏病、肢体短缺、腹壁缺陷等。

4. 其他　如联体双胎、畸胎瘤等。

（四）常用产前诊断技术

1. 影像学诊断技术

（1）超声：超声产前诊断包括对胎儿生长发育的评估、对高危胎儿在超声引导下的标本采集和对某些出生缺陷的诊断，其中孕中期的产前超声检查可发现部分出生缺陷或异常体征（表 1-2）。

表 1-2　孕中期产前超声检查可发现的部分出生缺陷或异常体征

部位或系统	出生缺陷或异常体征
颜面部/中枢神经系统	无脑畸形、脊柱裂、脑膨出、脑积水、严重前脑无裂、脑室增宽、面部异常、严重唇腭裂等
颈部	颈项透明层增厚及颈部水囊瘤
胸部/心血管系统	食管闭锁、膈疝、胸水、肺部占位性病变；心血管结构异常、心脏肿瘤、心肌病、心包积液等
腹部/胃肠道	腹裂、腹水、脐膨出、十二指肠闭锁或狭窄、肠管扩张、盆腹腔包块等
泌尿生殖系统	肾盂积水、输尿管扩张、多囊肾、肾缺如、重复肾等

部位或系统	出生缺陷或异常体征
肌肉骨骼系统	肢体缺如、多指/趾、骨折、长骨短、软骨或成骨发育不全、脊柱异常弯曲等
染色体异常的软标记	颈项透明层增厚、肠管强回声、股骨短小、脉络膜囊肿、心室内强光点、轻度肾盂扩张等
其他	非免疫性水肿、联体双胎、畸胎瘤、其他部位肿瘤、羊膜粘连带等

备注:受胎儿体位等因素的影响,产前超声不一定能检出所有畸形。

（2）磁共振成像:胎儿磁共振技术主要在妊娠4个月后使用,扫描视野大,可显示胎儿全貌,具有极高的软组织分辨率,不受扫描厚度、含气器官和骨骼影响,对胎儿中枢神经系统显示明显优于超声,对于含水较多的病变如脑积水、胸腹水、囊肿等显示效果较好。

（3）X线:主要用于检查24周以后胎儿骨骼先天畸形。但因X线对胎儿有一定影响,现已极少使用。

2. 遗传学诊断技术

（1）细胞遗传学方法:即染色体核型分析,是确诊染色体病的主要方法。

（2）分子细胞遗传学方法:分子细胞遗传学运用分子生物学方法,如荧光原位杂交（FISH）、光谱核型分析（SKY）、比较基因组杂交（CGH）等,在微细胞遗传学的基础上,在分子水平检测染色体结构或数目的变化。

（3）分子遗传学方法:基因诊断是指应用分子

生物学方法检测患者体内遗传物质的结构和功能变化的技术。

（4）生化遗传学方法:定性或定量检测人体体液或组织中的某种代谢物,如测定酶活性是筛查或确诊遗传代谢病的简便方法。

第二章
新生儿出生缺陷的检查与识别

通过体格检查、辅助检查以及新生儿疾病筛查等方法可以发现新生儿先天畸形可疑病例或确诊部分出生缺陷。

第一节　新生儿体格检查

新生儿的许多出生缺陷是显而易见的,但有些却不是,因此应该对每个新生儿进行几次系统的体格检查。每次体检都应从头到足、从前到后逐个器官详细检查,以免遗漏。下面将简单介绍应如何为一个儿童进行全面体格检查,以便及时发现一些体检可见的出生缺陷。体检的关键在于要全面地、认真地、系统地落实。

一、一般情况

测量新生儿的呼吸(R)、脉搏(P)、体温(T),必要时测量血压(BP)。

1. 营养发育　发育良好或不良。是否巨大儿、足月小样儿。

2. 精神反应　神志清醒,或存在意识障碍,程度如何(嗜睡、意识模糊、昏睡、昏迷或谵妄)。

3. 面容及表情　正常新生儿表情自然,神态安

逸。注意有无特殊面容(21-三体面容、破伤风的苦笑面容等)

4. 体位 自动体位,或被动体位(自己不能调整和变换肢体位置,见于极度衰弱和意识丧失的患儿)。

二、皮肤

1. 望诊 检查全身皮肤。注意是否有异常颜色,如青色、褐色、红色或紫色的斑块,注意皮肤有无色素脱失。皮纹是否正常、是否对称,表面是否光滑,有无隆起;其上面是否有异常附属物,如毛发、血管瘤等。皮肤是否水肿。手指甲是否过指端,有无绿染,甲床有无青紫。有无足纹。有时在上唇或后颈部可见到粉红色斑,或在腰骶部可见到暗青色的斑片,这些都是正常的。

2. 触诊 若触及皮下有肿物,注意其表面是光滑还是粗糙,是否高出皮肤表面,要明确是否有波动性,以区分液性和实性。

3. 皮下脂肪测量 在脐旁锁骨中线上,拇指和食指相距3cm,将皮肤捏起,测量上缘皮肤厚度。Ⅰ度营养不良 0.8 ~ 0.4cm,Ⅱ度营养不良小于0.4cm,Ⅲ度营养不良皮下脂肪近于消失。

三、头颅

1. 望诊 要检查头的前、后、左、右,看是否有异常隆起、肿物或异常皮肤开口。头的大小是否正常,是否太大或太小,两侧是否对称。有无点头运动。

头围测量方法:取两眉中心点向枕部经过枕骨粗隆环绕一周。正常足月儿头围的参考值为

34 ~ 35cm。

2. 触诊　用手指触摸囟门,是否隆起,是否张力高;再触摸骨缝,看是否存在,是否太宽、是否重叠。正常的骨缝宽度应小于指尖。正常前囟的对边距离为2cm。

前囟测量方法:前囟形状似菱形,其大小指两对边之间的距离,用 cm×cm 表示。

四、眼睛

检查两只眼睛。如果婴儿在哭闹,应在助手的帮助下分开眼睑以看清眼球。检查两眼睑及眼裂大小是否正常,两眼之间距离是否过宽或过窄;注意两眼球大小是否正常、是否等大,两眼的瞳孔是否清亮。眼球运动是否正常。角膜是否透明,正常角膜直径≥10mm,两内眦距离应为 15 ~ 25mm。可有暂时性斜视和震颤。

五、耳朵

检查两耳。注意两耳大小及形状是否一样,是否正常,耳廓的位置是否正常,两侧是否都有外耳道,耳前方是否有小隆起或小洞。正常耳廓上下径≥30mm,而且≤42mm,耳上缘应在眼外眦水平之上。

六、鼻

1. 望诊　鼻的位置是否正常,是否有鼻梁,能否看到两个鼻孔。用棉棒拉出细丝置于鼻孔观察其是否摆动,以检查鼻道是否通畅。

2. 听诊　听诊器置于鼻孔处听是否有呼吸音。

七、口腔

1. 望诊 先查上唇,是否光滑、完整;再检查齿龈,是否光滑,位置是否合适;然后查上腭,是否光滑、完整、弯曲度合适,有无异常缺损;最后检查下颌,看是否过大或过小,嘴的外形是否正常。

2. 触诊 用干净的小指触摸上腭,是否光滑、完整,有无缺损。

3. 听诊 听小儿的哭声有无嘶哑。

八、胸廓和肺脏

1. 望诊 胸廓是否对称,有无畸形,注意是否有呼吸困难、鼻扇、气促、三凹征。注意呼吸模式:胸式呼吸、腹式呼吸或胸腹联合呼吸。是否触及乳腺结节,大小。

2. 叩诊 双侧音是否对称,是清音还是浊音。

3. 听诊 注意肺部啰音及其他异常听诊。

九、心脏

1. 望诊 有无心前区隆起、心尖搏动点位置异常(正常心搏位置:新生儿位于左锁骨中线第四肋间外 1cm 以内)。

2. 触诊 若是看不出心尖搏动点位置,用手指触诊判断,有无震颤。

3. 叩诊 对于有心脏疾病患儿判断心脏是否扩大。

4. 听诊 心率,心音强弱,心律是否规整,有无杂音,杂音性质。(听诊顺序详见"先天性心脏病"章节)

十、腹壁

1. 望诊 整个腹壁应光滑、完整、稍膨隆,除脐部外无开口。注意腹壁是否凹陷为舟状腹或膨胀。腹壁有无肿物、肠型、蠕动波。

2. 触诊 触摸腹腔内是否充实,是否空虚,肝脾是否正常。有无肿物,与脐轮的位置关系。

3. 听诊 注意有无大动脉的血管杂音,肠鸣音是否正常。

十一、外阴

1. 望诊 检查女婴时,注意在阴唇之间能否看到正常阴道开口,阴蒂的大小是否正常;检查男婴时,应翻起包皮,检查尿道开口是否在阴茎尖端,阴囊外观是否正常,大小是否正常。

2. 触诊 在查男婴时,应触摸阴囊,看是否能摸到睾丸,大小、硬度是否正常,若触及肿物,应做透光试验,明确积液还是疝气。

十二、肛门

注意在肛门位置是否能看到正常肛门开口。粪便是否从肛门口排出,是否另有粪便排出口。

十三、脊柱

1. 望诊 检查整个后背,看是否有隆起或肿物,特别要注意沿着整个脊柱的皮肤,有没有皮肤破损或凹陷。注意有无异常毛发或红色胎记。腰骶部有无窦口。

2. 触诊 沿着整个脊柱进行检查,脊柱是否直,各棘突之间的距离是否相等。

十四、四肢

1. 望诊 检查两侧的臂、手、腿和足,各肢体发育是否正常,每一部分的数量、长短、粗细、形状和关节位置是否都正常。

2. 触诊 检查各关节,它们的主动运动及被动运动是否都正常,两侧的运动是否对称。

十五、神经反射

新生儿正常生理反射,如觅食反射、吸吮反射、握持反射、拥抱反射等是否存在。

第二节 常用新生儿辅助检查

根据新生儿体格检查情况,必要时需进行 X 线、超声、染色体检查等,或进行遗传代谢病筛查和内分泌功能检查。常用新生儿辅助检查技术有:

1. 超声检查 对神经管缺陷、脑积水、肝、胆、脾、肾等先天畸形的诊断具有重要价值。彩色多普勒检查有助于确诊先天性心脏病。

2. X 线检查 包括 X 线摄影和造影检查。头部 X 线摄影有助于确诊脑积水、小头畸形、单脑室等;胸部 X 线摄影有助于确诊膈疝、先天性心脏病,以及胸廓、脊柱畸形;腹部 X 线摄影有助于明确肠道、肝、肾、脊柱畸形;四肢 X 线摄影有助于骨及软骨发育不良、关节畸形的诊断。此外,钡剂造影可用于消化道梗阻畸形诊断,碘剂造影可检测呼吸道畸形。

3. 尸体解剖和病理切片检查 对死胎、死亡新生儿进行尸体解剖和病理切片观察,有助于确诊内脏畸形及部分复杂畸形。

4. 生化及免疫检查　有助于诊断苯丙酮尿症、先天性甲状腺功能减退症、糖原累积症和葡萄糖-6-磷酸脱氢酶（G-6-PD）缺乏症、先天梅毒等缺陷。

5. 染色体检查　诊断不明或疑有染色体异常者应做外周血染色体检查。染色体核型分析可确诊染色体病,如 21-三体综合征、18-三体综合征等。准确性可高达99%以上。

6. 其他　CT 及 MRI 可进行体层摄影,对身体各器官的形态、结构缺陷有很高的准确性;心电图可用于先天性心脏病的辅助诊断。

第三节　新生儿疾病筛查方法

目前,我国在全国范围内开展了新生儿疾病筛查,对严重危害新生儿健康的先天性、遗传性疾病进行专项检查,新生儿疾病筛查病种包括先天性甲状腺功能减退症、苯丙酮尿症等新生儿遗传代谢病和听力障碍等。通过规范的筛查可以达到早期诊断、早期治疗的目的。

一、苯丙酮尿症(PKU)

新生儿出生 3 天后,7 天之内,充分哺乳后,在足跟两侧取 3 滴血,滴于特殊的滤纸上制成干血片送检。对于早产儿、低体重儿、正在治疗疾病的新生儿、提前出院者等未采血者,采血时间一般不超过出生后 20 天。一般使用荧光分析法,两次检查苯丙氨酸(Phe)超过 $120\mu mol/L$(2mg/dl)为筛查阳性。建议进一步诊断分型并及时治疗。

二、先天性甲状腺功能减退症(CH)

血液标本的采集要求同苯丙酮尿症。以促甲状腺素(TSH)作为筛查指标。一般采用时间分辨免疫荧光分析法(Tr-FIA),TSH 浓度大于 10 ~ 20 μIU/ml 为筛查阳性(阳性值根据实验室及试剂盒而定)。确诊指标是血清促甲状腺素(TSH)和游离甲状腺素(FT$_4$)浓度。血 TSH 增高,FT$_4$ 降低者,诊断为先天性甲状腺功能减退症并进一步治疗。

血 TSH 增高,FT$_4$ 正常者,诊断为高 TSH 血症。

三、听力障碍

新生儿听力筛查是早期发现新生儿听力障碍,开展早期诊断和早期干预的有效措施,是减少听力障碍对语言发育和其他神经精神发育的影响,促进儿童健康发展的有力保障。

婴儿出生后 2 ~ 7 天,采用耳声发射(OAE)在新生儿安静或睡眠时进行初筛,初筛未通过者及漏筛者于 42 天内均应当进行双耳复筛。复筛仍未通过者应当在出生后 3 个月龄内转诊至省级卫生行政部门指定的听力障碍诊治机构,接受自动听性脑干反应(AABR)等检查进一步诊断治疗。

第四节　出生缺陷文字描述及拍照基本要求

当医务人员在体检时发现出生缺陷,应认真进行记录。记录方法应包括文字描述及体表照相。

一、文字描述

应注意从以下几方面对出生缺陷进行描述：

1. 部位　出生缺陷可发生于身体的任何部位，如枕后、骶椎、右足外侧等。

2. 形状　畸形的形状，包括肿物或缺损的形状，如球形、三角形等。

3. 大小　各种缺陷的大小，应量出长、宽、高、厚或直径等径线，包括头颅大小异常的头围。

4. 性质　如肿物呈囊性或实性、缺损或裂口等，或心肺闻及的异常杂音等。

5. 颜色　包括正常肤色，或充血、出血、黄染、苍白、发绀等。

二、体表照相

照片是体表畸形很好的客观记录，对于明确诊断或进一步的鉴别诊断都是非常有益的。应在遵循知情同意原则的前提下，对每一例出生缺陷病例进行如实的拍照和记录。为了全面地记录各种出生缺陷，体表照相时应注意：①拍照前作好准备工作，充分暴露拍摄部位，必要时清洗；②照片清晰，一定要有标尺作为对照，并设标记；③背景最好为单色或浅色，以起到对比或衬托作用（图2-1）。

1. 全身　应照患儿的全身照片，尤其是多部位畸形；1张正面，1张背面，必要时照1张或2张侧面照片。

2. 局部　应照1张或几张缺陷部位的局部照片，尽可能从不同角度清楚地显示出生缺陷。对于不同畸形部位应分别进行拍照，不能遗漏。

3. 暴露　为了更清楚地显示出生缺陷，必要时

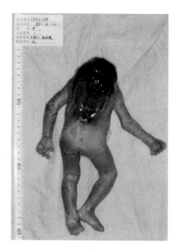

图 2-1　体表照相规范示例
（北京大学生育健康研究所提供）

要用手或器械充分暴露畸形部位及与鉴别诊断有
关的部位。

4. 标记　每张出生缺陷的照片上应能看到患
儿的编号、出生日期、性别、畸形名称、畸形部位等
资料，还应放有标尺以显示患儿及畸形的大小。

第三章
常见出生缺陷的临床识别要点

第一节 神经系统先天性畸形

一、无脑畸形

（一）定义

无脑畸形是神经管畸形的一种，是由于胚胎发育时神经管的前端完全未闭合所致。包括全无脑畸形（图3-1）、部分无脑畸形、颅骨脊柱开裂（图3-2）和枕骨裂脑露畸形（图3-3）。

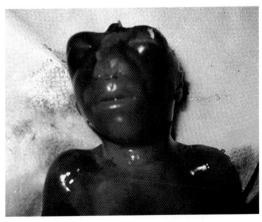

图 3-1 完全性无脑畸形

颅骨及覆盖的皮肤缺如，颅顶平坦，颅面比例失调，双眼球突出，呈"蛙样"面容。

（淮河流域出生及出生缺陷监测项目地区提供）

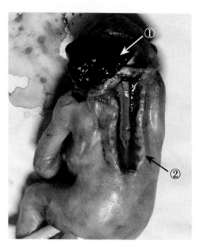

图 3-2　颅脊柱裂

颅脊柱裂是无脑畸形的一种特殊类型。颅骨大范围缺损,脑组织缺如,神经管未闭合,外翻暴露在外,表现为红色肉芽面,无颈沟。箭头①示大范围缺损的颅骨,脑组织缺如;箭头②示整个脊柱段神经管未闭合,外翻暴露在外。

(淮河流域出生及出生缺陷监测项目地区提供)

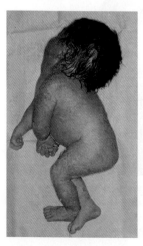

图 3-3　枕骨裂脑露畸形

枕骨裂脑露畸形是无脑畸形的一种特殊类型。颈部缩短并极度后屈,头和颈椎有时见不到明显的类似于无脑畸形和脊柱裂的表现。

(北京大学生育健康研究所提供)

（二）临床特征

1. 无脑畸形以颅骨穹隆及其覆盖的皮肤和脑的全部或部分缺如为主要特征。

2. 主要表现为颅骨穹隆（包括枕骨、顶骨、额骨）缺如，覆盖颅骨的皮肤全部或部分缺如；大脑或小脑缺如，脑干裸露；头顶平坦，常有部分脑组织存留，呈柔软、无定形的紫红色团块被覆于颅底部。颅面比例失调，由正常的 2:1 变为 1:2 或 1:3；患儿眼珠突出，眼距宽，低位耳，呈"蛙样"面容。

3. 根据头颅的缺损程度，无脑畸形可分为：①完全性无脑畸形：无脑畸形的颅骨缺损前至眉弓，后至枕骨大孔；②不完全性无脑畸形：缺损范围较小，只在头顶部出现一个较小的洞，颅骨缺损局限于枕骨大孔以上。

4. 由于神经管未闭合并向后延续，导致头颅及脊柱的部分或全部未闭合，其中的脊髓暴露并被破坏，诊断为颅脊柱裂。

5. 枕骨及颈椎骨裂开、变形，颈部缩短并极度后屈，诊断为枕骨裂脑露畸形。

6. 产前超声检查显示颅骨强回声光环缺失，仅见颅底部强回声骨化结构及脑干与中脑组织，即可作出早期诊断，无脑畸形的准确度可达 90% 以上。此外，孕妇血清或羊水甲胎蛋白（AFP）的增高也有助于产前诊断。

（三）描述要点

1. 缺如部分　长度（cm）：测量缺如部分的纵径长度。宽度（cm）：测量缺如部分的横径长度。

2. 表面　如脑膜覆盖，露完整脑，露部分脑（一侧、大部分、小部分），无脑组织等。

3. 颜色　如红、紫、红白或其他。

4. 头后仰 有或无。

5. 颅骨缺损 如额骨、顶骨、颞骨或枕骨缺损。

（四）拍照要求

1. 全身照片 能反映出畸形特点和全身关系的照片，一张正面、侧面或背面照。

2. 头部局部照片 头部缺陷部位的局部照片，尽可能清楚地从不同角度显示无脑畸形，头部正面、侧面和背面照各 1 张。

二、脊柱裂

（一）定义

脊柱裂是神经管缺陷的一种，是由于胚胎发育时神经管的中段或尾端闭合发生障碍所致。

（二）临床特征

1. 主要特征是背侧的两个椎弓未能融合在一起，脊膜和(或)脊髓通过未完全闭合的脊椎疝出或暴露于外。应排除隐性脊柱裂及无神经管闭合不全的骶尾部畸胎瘤。

2. 一部分患儿表现为脊柱的某一段或全段的全层广泛未闭合，脊髓暴露并遭破坏。

3. 根据畸形发生部位分为颈段、胸段、腰段和骶段脊柱裂。根据膨出物的性质可分为：①脊膜膨出，囊内只有脑脊液，有时膨出物皮肤表面有血管瘤；②脊膜脊髓膨出，囊内有脑脊液、脊髓和神经成分(图 3-4、图 3-5)；③脊髓外翻或脊髓裂，无囊肿，脊髓中央管直接暴露于外。前两者又称为囊性脊柱裂，在脊柱裂发生部位可见一囊状物，大小不等，质软或软中有实物，覆盖的皮肤趋向变薄、变软，表面有液珠渗出。一旦囊肿破裂流出透明脑脊液，囊即瘪缩。脊髓外翻表现为局部有两平行的红色肉芽面,周围皮肤正常,边界清楚,肉芽面组织渗出多量清液。有时可见未闭合的脊髓中央管(图3-6)。

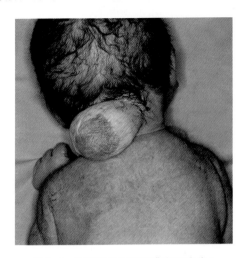

图3-4　脊柱裂(颈部脊膜脊髓膨出)
背部中线颈段一囊性膨出,其表面为皮肤覆盖,但皮肤发育不完整,表面为紫色,未见正常皮肤结构。
(北京大学生育健康研究所提供)

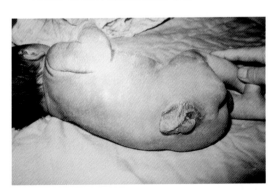

图3-5　脊柱裂(腰骶段脊膜脊髓膨出)
背部中线腰骶段一囊性膨出,其表面皮肤发育不完整,囊壁薄、部分破裂,可见到其内的脑脊液和脊髓。
(淮河流域出生及出生缺陷监测项目地区提供)

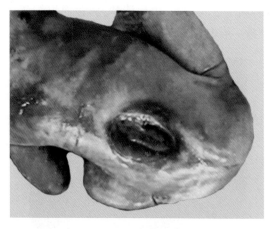

图 3-6　脊柱裂（脊髓外翻）
腰骶段脊髓外翻呈两条平行的红色肉芽面，边界清楚，
肉芽组织渗出多量清液，无皮肤覆盖。
（淮河流域出生及出生缺陷监测项目地区提供）

4. 产前超声检查若见脊柱后方强回声线连续中断，皮肤光带及深部软组织连续中断，裂口处囊性包块，即可作出早期诊断，其对脊柱裂诊断的准确度可达 70%。此外，孕妇血清或羊水甲胎蛋白（AFP）的增高也有助于产前诊断。

5. 部分患儿可以存活，常伴有继发性脑积水、马蹄内翻足，患儿多有大小便失禁、下肢瘫痪等永久性残疾，且常有智力发育障碍；预后取决于缺损的部位和类型，及是否伴有脑积水等。

6. 出生后通过肉眼观察即可作出诊断。①患儿多表现为下肢瘫痪、大小便失禁，有时有上肢迟缓性瘫痪和小脑性运动失调，下肢常见发冷、青紫和水肿，易发生营养性溃疡；②检查可见脊柱未完全闭合（通常在后部），脊髓和（或）脊膜从裂口疝出；③注意排除脊膜膨出部位的脂肪瘤或畸胎瘤，这些肿瘤比较硬,用透照法检查不透明,X线检查可以确定是否有脊柱裂。

（三）描述要点

1. 部位　发生在脊柱的位置,如头颈部、胸腰段、骶部。

2. 表面　如皮肤覆盖、脊膜覆盖或完全暴露。

3. 囊性膨出结构完整性　完整或破裂。

4. 颜色　如正常肤色、红、紫或其他。

（四）拍照要求

1. 全身照片　需要能反映出畸形特点和全身关系的照片,一张正面、侧面或背面照。

2. 脊柱裂局部照片　脊柱裂发生部位后面、侧面照各1张,尽可能清楚地从不同角度显示脊柱裂畸形。

三、脑膨出

（一）定义

脑膨出是由于在胚胎发育时神经管的前端未完全闭合所致,脑膜和(或)脑组织从颅骨的缺损处膨出。

（二）临床特征

1. 在颅骨裂处形成向外突出的含液体及脑组织的疝囊。疝囊通常有皮肤覆盖,常发生在枕部,也可见于鼻根部、额部、顶部等(图3-7～图3-9)。

2. 根据膨出内容物可分为:①脑膜膨出,仅有脑膜组织膨出,内含脑脊液;②脑膜脑膨出,含脑膜组织和不同数量的脑组织。临床可见脑部膨出的囊性肿物大小不等,可扪及矢状缝增宽,患儿啼哭时肿物可增大甚至可扪及血管搏动。

3. 脑膨出常发生于颅骨中线,大小不一,从几厘

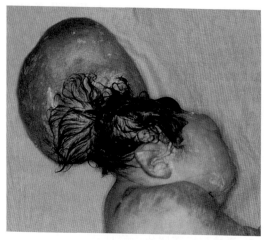

图 3-7　脑膨出(顶部)
颅骨中线顶部一个囊性膨出,大于儿头,皮肤被破坏,脑膜暴露在外。该患儿同时合并小头畸形。
(北京大学生育健康研究所提供)

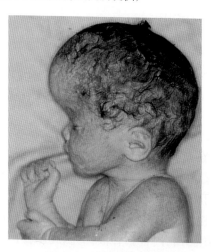

图 3-8　脑膨出(额顶部)
颅骨中线额顶部一个囊性膨出,表面皮肤完整,但触诊检查可发现颅骨缺损的边缘。
(北京大学生育健康研究所提供)

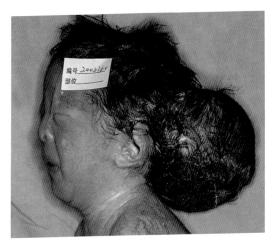

图3-9 脑膨出(枕部)

颅骨中线枕部一个囊性膨出,表面皮肤及头发完整,
肿物内为疝出的脑组织及脑脊液。
(北京大学生育健康研究所提供)

米到大于颅骨穹隆不等。可有少量脑组织通过颅底
缺损疝入眼眶、鼻咽及口咽部,而呈突眼等多组颅神
经缺失损伤,眼距增宽、眼窝狭小及闭眼困难等。

4. 由于脑组织疝入囊内,许多患儿头围缩小,
表现合并小头畸形。

5. 产前根据 B 超和孕妇血清或羊水甲胎蛋白
测定即可诊断。

(三)描述要点

1. 部位 如枕中、鼻根、额部、顶中、左顶、右
顶、左颞或右颞。

2. 大小 长度(cm):测量膨出物的前后径长
度;宽度(cm):测量膨出物的横径长度;高度(cm):
测量膨出物的上下高度。

3. 头围(cm) 取两眉中心点向枕部经过枕骨
粗隆环绕一周,以 cm 为记录单位,保留小数点后

一位。

4. 表面 皮肤正常或无正常皮肤。

5. 形状 有蒂或无蒂。

6. 颜色 如正常肤色、红、紫或其他。

（四）拍照要求

1. 全身照片 如果损害较大,需要能反映出畸形特点和全身关系的照片,一张正面、侧面或背面照。

2. 头局部照片 应照头和膨出物的正、侧面照,尽可能从不同角度清楚地显示脑膨出畸形。

四、先天性脑积水

（一）定义

先天性脑积水是由于脑脊液循环障碍所造成的脑室内压力增高,脑室扩大所致的一种先天畸形（图 3-10）。

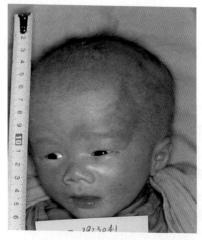

图 3-10　先天性脑积水

头颅宽大,面颅相对小,两眼表现为"落日征"。该患儿头围为 45cm。

（北京大学生育健康研究所提供）

（二）临床特征

1. 先天性脑积水婴儿因脑室内液体压力高，颅骨骨缝增宽，囟门增大且张力增高，触及可觉饱满或膨胀。

2. 患儿头颅明显增大而表现为头围增大，头围与面颅比例不正常。头颅增大尤以额部为甚，颅面比例大于 2∶1；头皮变薄、发亮、静脉怒张；前囟宽大、突出、搏动消失，后囟及侧囟扩大，颅骨缝裂开，叩诊前囟四周呈破罐声。

3. 双眼珠向下，上方白色巩膜显露（落日征）。

4. 许多脑积水的婴儿继发于脊柱裂、脑膨出，还可伴有其他畸形，为一些畸形综合征的体征之一。

（三）描述要点

1. 头围大小（cm） 以 cm 为记录单位，保留小数点后一位。

2. 囟门大小（cm） 测量囟门大小指的是菱形两条边之间的距离。测得结果一般用 cm×cm 来表示，描述是否饱满、有无隆起。

3. 颅骨缝宽度（cm） 正常的骨缝宽度应小于指尖，描述是否存在或是否增宽。

4. 头颅/面颊关系 如头颅>面颊、头颅＝面颊或头颅<面颊。

（四）拍照要求

1. 全身照片 需要能反映出畸形特点和全身关系的照片，一张正面、侧面或背面照。

2. 头局部照片 头部正、侧面照各 1 张，尽可能从不同角度清楚地显示先天性脑积水畸形。

五、小头畸形

(一)定义

小头畸形是新生儿头颅过小的一种畸形,一般因胎儿期脑组织发育异常、脑容量过小所致(图3-11)。

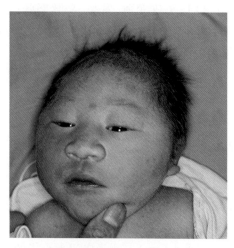

图3-11 小头畸形
头颅窄小,头顶呈尖形,面颅相对显得宽大。
该患儿头围仅为30cm。
(北京大学生育健康研究所提供)

(二)临床特征

1. 小头畸形儿出生时头小,生后生长缓慢。

2. 前额常向后倾斜,颅骨骨缝小。

3. 小头畸形儿的头围小于同龄同性别儿童头围均值2~3个标准差以上。

4. 颅面比例失调,呈"类人猿"样头;前囟小或全关闭,枕骨扁平,前额倾斜,头皮松弛并有皱褶。

5. 面部表情迟钝,常有中、重度智力障碍。

95%的患儿有神经或内分泌紊乱症状,如肌张力异常、痉挛性脑性瘫痪、生长迟缓或精神运动障碍等。头围越小,智力障碍越重。

(三) 描述要点

1. 头颅形状　如头颅窄小、头顶呈尖形。

2. 头围(cm)　以 cm 为记录单位,保留小数点后一位。

3. 囟门(cm)　测量囟门大小指的是菱形两条边之间的距离。测得结果一般用 cm×cm 来表示。

新生儿前囟呈菱形,测量时,要分别测出菱形两对边垂直线的长度。比如一垂直线长为 2cm,另一垂直线长为 1.5cm,那么其前囟数值就是 2cm×1.5cm。

4. 颅骨骨缝(cm)　正常的骨缝宽度应小于指尖,描述是否存在或是否重叠。

(四) 拍照要求

头局部照片:体表照相时应照 1 张或几张头部正、侧面照,尽可能从不同角度清楚地显示小头畸形。

六、全前脑畸形

(一) 定义

全前脑畸形又称前脑无裂畸形,是由于胚胎时期前脑不能正常分裂形成两侧大脑半球,导致侧脑室和第三脑室融合,颜面和脑组织结构和功能缺陷的一种畸形(图 3-12、图 3-13)。

(二) 临床特征

全前脑畸形合并一系列颜面畸形,主要有:

1. 眼睛　独眼(无眼球,一个眼球,两个眼球);双眼,但眼距短。

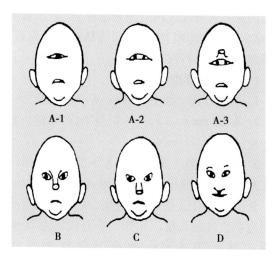

图 3-12 全前脑面容分类示意图

A-1. 1 个眼眶,1 个眼球,无"鼻",圆形口,无鼻唇沟;A-2. 1 个眼眶,2 个眼球,无"鼻",圆形口,无鼻唇沟;A-3. 1 个眼眶,2 个眼球,单孔喙状"鼻"位于眼眶之上,圆形口,无鼻唇沟。B. 2 个眼眶,2 个眼球,眼距小,单孔喙状"鼻"位于眼眶之上,圆形口,无鼻唇沟。C. 2 个眼眶,2 个眼球,眼距小,单孔喙状"鼻"位于眼眶之下,圆形口,无鼻唇沟。D. 2 个眼眶,2 个眼球,眼距小,单孔喙状"鼻"位于眼眶之下,圆形口,可见特异的正中唇腭裂。

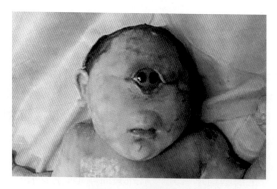

图 3-13 全前脑畸形

1 个眼眶,2 个眼球,无鼻,圆形口,无鼻唇沟。

(淮河流域出生及出生缺陷监测项目地区提供)

2. 鼻子　完全消失或位置变化(在眼睛上方、两眼之间、两眼之下),单鼻孔。

3. 口　呈圆形或扁形,上唇无鼻唇沟,或呈现正中唇裂或唇腭裂。

4. 耳朵　两耳位置正常或耳位低,耳廓往往小或外形异常。

(三) 描述要点

1. 头　头形状描述。

2. 眼　眼球有无、数量,眼眶数量、眼距是否小于正常。

3. 鼻　有无,位置于两眼之上、之下或两眼之间,鼻孔数量,鼻子形状。

4. 口　口形、上唇鼻唇沟有无。

5. 唇　有无,裂痕部位。

6. 耳　位置是否正常、耳廓外形及大小。

(四) 拍照要求

1. 全身照片　需要能反映出畸形特点和全身关系的照片,一张正面、侧面或背面照。

2. 头部局部照片　照 1 张全前脑面容头部正面照,尽可能清楚地显示全前脑畸形的面容特点。

第二节　眼、耳、面和颈部先天性畸形

一、小(无)眼畸形

(一) 无眼畸形

1. 定义　无眼畸形是以眼球先天性缺如、眼区下陷为特征的先天性畸形(图 3-14、图 3-15)。

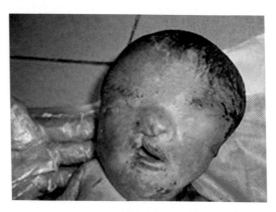

图 3-14　无眼畸形,多发畸形

双侧眼裂消失,无眼睑,未触及眼球组织,合并右侧唇裂,单鼻孔畸形。

(淮河流域出生及出生缺陷监测项目地区提供)

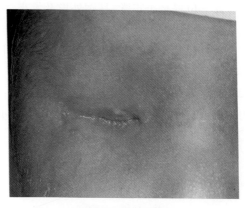

图 3-15　无眼畸形

右眼眼裂消失,右眼球缺如。

(北京大学生育健康研究所提供)

2. 临床特征

（1）眼裂小或消失,眼睑常闭,眼窝下陷,不见眼球。

（2）触诊框内无眼球,病理检查无眼球组织或视神经。在眶尖处可见到结节样的组织,这常是未发育的眼球组织。

（3）出生后眼科检查作出诊断,注意与小眼畸形区别。少数为常染色体隐性遗传或染色体异常如13-三体综合征,同时伴智力低下和神经发育障碍者可能为性连锁遗传。

3. 描述要点

（1）部位:如左眼、右眼或两眼。

（2）眼裂:如正常、向上或向下。

（3）眼球:有无。

4. 拍照要求 局部照片:照1张头部正面、1张无眼畸形局部正面照,尽可能清楚地显示无眼畸形。

（二）小眼畸形

1. 定义 小眼畸形指眼球容积的减少。

2. 临床特征

（1）小眼畸形是一种临床少见的眼球发育畸形,小眼畸形患儿单眼或双眼非常小。表现为眼球各径线小于正常,眼眶浅,睑裂小,故又称先天性小眼球(图3-16)。

（2）眼球角膜直径小于10mm,或超声检查眼球的前后径小于20mm。眼睑甚小,眼球深陷,眼眶亦较小,常并有青光眼及其他先天眼病。

（3）轻者眼球结构可正常,但视力差,斜眼,眼颤或远视;重者完全无视力,可有虹膜缺损、先天性白内障、玻璃体纤维增生、视网膜血管弯细、视神经乳头假性炎症或黄斑发育不全。

（4）小眼可见于多种综合征,如13-三体综合征、18-三体综合征、4p-综合征、13q-综合征、18p-综

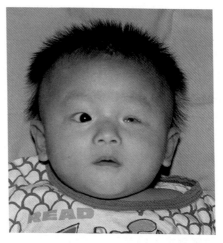

图 3-16　小眼畸形
左眼眼裂小，眼球小，眼角膜直径小
于 10mm。
（北京大学生育健康研究所提供）

合征以及脑-眼-面-骨或眼-齿-指等综合征。

3. 描述要点

（1）部位：如左眼、右眼或两眼。

（2）眼裂：如正常、向上或向下。

（3）瞳孔：如圆形、缺损、大、小或不清。

（4）眼球角膜直径（mm）。

4. 拍照要求　局部照片：照 1 张头部正面、1 张
小眼畸形局部正面照，尽可能清楚地显示小眼
畸形。

二、先天性白内障

（一）定义

先天性白内障是由于胎儿发育障碍或母体的
全身疾病所致的胎儿晶状体浑浊。先天性白内障
可以是家族性的或是散发的，可以单眼或者双眼发

病,可以伴发其他眼部异常。

（二）临床特征

1. 先天性白内障表现为患儿一眼或双眼的瞳孔内混浊或有白色斑点,即晶状体部分或全部混浊或有白色斑点,瞳孔以外的眼球部分一般正常（图3-17）。

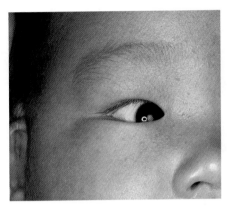

图 3-17 先天性白内障
右眼瞳孔内为白色浑浊物。
（北京大学生育健康研究所提供）

2. 新生儿不能注视,对光线的刺激没有任何反应,眼睛更不能随着光线游走。

3. 可以单眼或者双眼发病,混浊区与透明区分界清晰,可伴发其他眼部异常,视力常受到影响,影响程度取决于白内障的类型。

4. 辅助检查 新生儿红光反射检查。

（三）描述要点

1. 部位 如左眼、右眼或两眼。

2. 瞳孔混浊或有无白色斑点。

（四）拍照要求

局部照片:照 1 张头部正面照、1 张先天性白内障畸形局部正面照,尽可能清楚地显示先天性白内障畸形。

三、小耳/无耳

(一) 定义

小耳/无耳是耳廓的发育不良,耳廓小、形状异常甚至耳廓缺如(图3-18)。

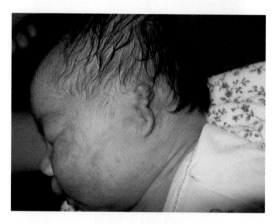

图3-18 小耳畸形
耳廓小,而且形状明显异常,外观类似S形,耳廓基本结构不完整。本例合并外耳道闭锁。
(淮河流域出生及出生缺陷监测项目地区提供)

(二) 临床特征

1. 耳廓小,常同时伴有耳廓形状异常,足月新生儿的耳廓上下端距离小于3cm者可以诊断为小耳畸形。重者完全无耳廓,亦称为无耳畸形。

2. 小耳畸形可为单侧或双侧,常与外耳道闭锁合并发生。

3. 部分小耳畸形患儿的耳廓前方面颊上可见到类似于副耳的皮赘。

4. 应进行磁共振成像检查和听力检测,以确定是否有中耳结构异常和评价听力情况。轻度者无功能障碍,重度或伴外耳道闭锁者听力常严重丧失,另一只外观正常的耳也可听力减弱。患儿的智力和寿命通常是正常的。

(三) 描述要点

1. 部位　如左侧、右侧或双侧。

2. 有无外耳道　如有、左侧无、右侧无或双侧均无。

(四) 拍照要求

局部照片:照1张畸形的头部侧面照。

四、先天性外耳道闭锁

(一) 定义

外耳道呈不同程度的闭锁(图3-19)。

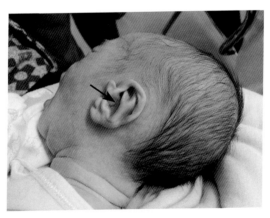

图3-19　先天性外耳道闭锁

左耳外耳道完全闭锁,耳屏前可见赘生物样软组织结节。箭头示外耳道闭锁。

(淮河流域出生及出生缺陷监测项目地区提供)

（二）临床特征

1. 外耳道闭锁程度不一,可为完全性或不完全性,以完全闭锁居多,约占 80%。

2. 鼓膜多未发育,听小骨发育不全或缺如,颞下颌关节后移。

3. 常伴耳廓及中耳畸形,内耳可正常。

（三）描述要求

1. 部位 如左侧、右侧或双侧。

2. 外耳道部位情况 如凹陷、平整或瘢痕。

（四）拍照要求

局部照片:照 1 张畸形的头部侧面照。

五、外耳其他畸形(小耳、无耳除外)

副耳畸形

（一）定义

副耳畸形为外耳的附属物,多位于耳廓的前方,与周围皮肤颜色相同(图 3-20)。

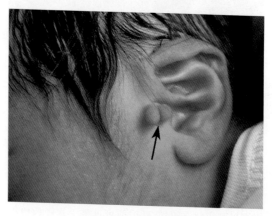

图 3-20　左侧副耳

左耳前区可见 2 个软组织结节,耳廓正常。箭头示 2 个小副耳结节。

（淮河流域出生及出生缺陷监测项目地区提供）

（二）临床特征

1. 副耳通常可发生在耳廓前至同侧口角之间的任何位置,表现为一个或数个小皮肤结节,小者如米粒,大者如蚕豆,形状不规则,与周围皮肤颜色相同,内可有软骨。

2. 可发生于单侧或双侧,有时也可位于耳的其他部位。

3. 可伴有耳前瘘管等其他先天异常。

4. 副耳畸形多数听力正常,除影响外观外,无其他异常。

（三）描述要点

1. 部位　左侧、右侧或双侧。

2. 位置、大小、形状、质地、皮肤颜色和数量。

3. 外耳听力。

（四）拍照要求

局部照片:照 1 张副耳畸形头部侧面照。

六、腭裂

（一）定义

以切牙孔后的硬腭和软腭处存在裂隙为特征的先天性畸形,也包括黏膜下腭裂,即隐性腭裂(图 3-21、图 3-22)。

（二）临床特征

1. 刺激新生儿啼哭后,肉眼观察和触诊发现新生儿上腭(软腭、硬腭)有裂隙即可作出诊断。

2. 患儿往往有吃奶呛咳、喂食困难、发音障碍、易并发中耳炎、上感、听力下降。

3. 分度　观察和触诊裂口受累部位(硬腭、软腭、悬雍垂)以及有无黏膜下腭裂。分Ⅰ度、Ⅱ度、Ⅲ度。悬雍垂裂常常伴随黏膜下腭裂发生,腭裂可

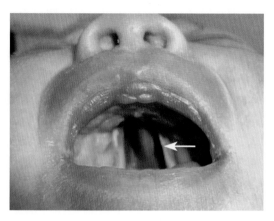

图 3-21　单纯腭裂

硬腭部分、软腭及悬雍垂全部裂开呈倒 V 形,口腔与鼻腔相通,上唇完好。箭头示腭裂部位。
(淮河流域出生及出生缺陷监测项目地区提供)

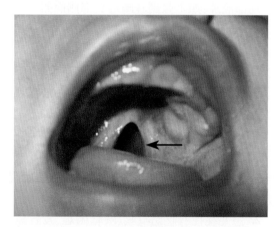

图 3-22　单纯腭裂

软腭及悬雍垂裂开呈倒 V 形,口腔与鼻腔相通,上唇完好。箭头示腭裂部位。
(淮河流域出生及出生缺陷监测项目地区提供)

见于 Pierre Robin 序列征中。

（1） Ⅰ度腭裂：仅悬雍垂裂，但常常合并隐性腭裂。要注意检查表面完整的软腭下是否存在黏膜下裂隙。

（2） Ⅱ度腭裂：部分腭部裂开，未到切牙孔；根据裂开部位又分为浅Ⅱ度腭裂，仅限于软腭；深Ⅱ度腭裂，包括一部分硬腭裂开（不完全性腭裂）。

（3） Ⅲ度腭裂：全腭裂开，由悬雍垂到切牙区，包括牙槽突裂，常与唇裂伴发。

4. 排除　伴有唇裂的腭裂，应作为唇裂合并腭裂上报。

（三） 描述要点

1. 部位　如软腭、硬腭、牙槽突、悬雍垂；左侧、右侧或正中。

2. 程度　裂口长度、分度（要求触诊）。

（四） 拍照要求

刺激新生儿啼哭、等待张大嘴巴时进行拍摄，必须摄入小儿面部和口腔的整个上腭、悬雍垂和牙槽突。

七、唇裂

（一） 定义

前鼻部与上唇的左、右侧唇闭合不全而裂开，裂口可伸入鼻孔甚至影响齿龈。有单侧和双侧，以单侧多见（图 3-23）。

（二） 临床特征

1. 可通过超声进行宫内诊断或出生后肉眼观察进行诊断并进行分度。

2. 需观察到口腔内上腭、悬雍垂无裂隙，以排

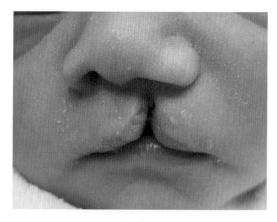

图 3-23　单纯唇裂

唇裂Ⅱ度,累及左侧上唇皮肤及齿龈,但未深入鼻
孔。上腭无异常。

（淮河流域出生及出生缺陷监测项目地区提供）

除合并腭裂。

3. 分度　根据受累部位(红唇、皮肤、鼻孔、齿
龈)进行分度:

Ⅰ度:上唇红唇裂。

Ⅱ度:红唇和皮肤部分裂开,未达鼻底。

Ⅲ度:红唇裂,皮肤全裂,直达鼻底,甚至累及
齿龈。

4. 排除　假性唇裂,唇部皮肤非正常线形增厚
或疤样色素变,无真正的裂口;面斜裂,唇裂合并腭
裂,唇正中裂(罕见,可见于全前脑畸形等)。

（三）描述要点

1. 部位　左侧、右侧或双侧。

2. 程度　裂口长度、分度。

3. 描述有无鼻变形、唇裂未累及上腭。

（四）拍照要求

1. 拍摄新生儿面部正位照片一张,反映唇裂部

位和程度。

2. 刺激新生儿啼哭,等待张大嘴巴时拍摄小儿口腔的整个上腭部分,以排除腭裂。

八、唇裂合并腭裂

(一) 定义

上唇裂伴有牙槽嵴裂和腭裂为特征的先天性畸形(图 3-24)。

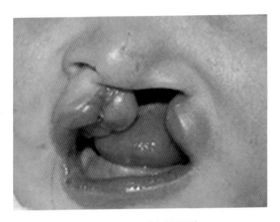

图 3-24　唇裂合并腭裂
左侧上唇裂直达鼻底,伴牙槽突裂和左侧腭裂,口腔与鼻腔相通。
(淮河流域出生及出生缺陷监测项目地区提供)

(二) 临床特征

可通过超声进行宫内诊断或出生后肉眼观察作出诊断。见唇裂、腭裂部分。

(三) 描述要点

1. 唇裂部位、长度、分度。

2. 腭裂部位、长度、分度。

(四) 拍照要求

1. 拍摄新生儿面部唇裂正位照片一张。

2. 在刺激新生儿啼哭,等待张大嘴巴时,拍摄小儿口腔的整个腭裂部位和程度照片一张。

九、先天性斜颈

(一)定义

胎儿由于宫内异常压迫或分娩时产道挤压或牵引导致一侧胸锁乳突肌营养动脉栓塞或静脉回流受阻,导致肌纤维发生退行性变,因而形成先天性斜颈(图3-25)。

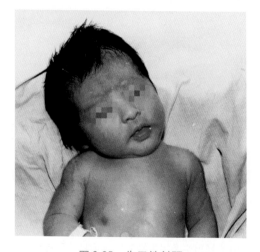

图3-25 先天性斜颈
右侧胸锁乳突肌挛缩紧张,头向患侧下倾,下颌则转向健侧并上抬。
(引自《中国出生缺陷图谱》,人民卫生出版社,2008年)

(二)临床特征

一侧胸锁乳突肌挛缩。可扪及枣核大小、界清、硬韧、无压痛的包块。头向患侧下倾,下颌则转向健侧并上抬;颈向前伸,向患侧转动受限。临床容易诊断,但须注意除外骨性斜颈(如半椎体、短颈)、锁骨骨折等。

(三) 描述要点

1. 头部朝向　左侧或右侧。

2. 头部倾斜度　角度。

(四) 拍照要点

头面部正位照片,要包括部分躯干。

第三节　消化系统先天性畸形

一、食管闭锁或狭窄

(一) 定义

胚胎发育时,食管气管膈向后偏位或前肠上皮向食管腔生长过度则形成食管闭锁或狭窄,同时可合并或不合并食管气管瘘,包括单纯食管气管瘘。属于严重的先天性畸形。发病率约为 $1:3000 \sim 1:4000$,$50\% \sim 70\%$ 伴发其他畸形,如心血管、消化道、神经、泌尿系及骨骼畸形,还可合并染色体异常。

(二) 临床特征

根据典型的临床症状、结合辅助检查可作出诊断。

1. 症状

(1) 妊娠期多有羊水过多,胎儿发育迟缓。

(2) 患儿出生后第一次喂奶、喂水后即出现呛咳,可自口鼻溢出,并伴有唾液过多,泡沫样唾液。

(3) 一旦唾液、奶水等堵塞气管时可导致发绀,严重者可致肺炎、呼吸困难、呼吸功能衰竭。

2. 辅助检查

(1) 孕期超声检查可见胃泡影消失或极小、扩张的近端食管盲端、羊水过多。

（2）新生儿鼻饲管插入 8～10cm 时受阻,注入水溶性造影剂(不可使用钡剂),拍摄胸腹部正、斜位 X 线片,可明确诊断。检查后立即吸出造影剂,防止误吸。

3. 分型

Ⅰ型:食管上下段均为盲端(图 3-26)。

Ⅱ型:食管上段有瘘管与气管相通,下段为盲端(图 3-27)。

Ⅲ型:食管上段为盲端,下段有瘘管与气管相通(图 3-28)。此型最常见。

Ⅳ型:食管上下段分别与气管相通,均为盲端,各自有瘘管与气管相连(图 3-29)。

Ⅴ型:食管通畅,但有瘘管与气管相通,又称"H"型(图 3-30)。

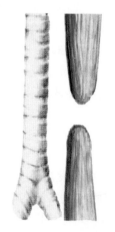

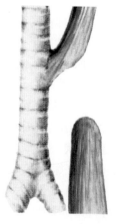

图 3-26　先天性食管闭锁示意图Ⅰ型
此图为食管闭锁,上下端均为盲端,不合并气管食管瘘。

图 3-27　先天性食管闭锁示意图Ⅱ型
此图为闭锁食管上段末端与气管相通,形成气管食管瘘,下段为盲端。

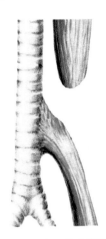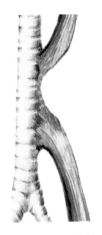

图 3-28　先天性食管闭锁示意图Ⅲ型
此图为闭锁食管上段为盲端,下段起始部与气管相通成瘘。

图 3-29　先天性食管闭锁示意图Ⅳ型
此图为食管闭锁,上下段均与气管相通。

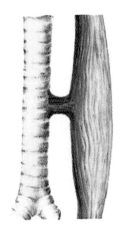

图 3-30　先天性食管闭锁示意图Ⅴ型
食管无闭锁,但有瘘管与气管相通。

4. 排除 气管闭锁,气管食管裂。

（三）描述要点

1. 新生儿症状描述。

2. 注意描述是否合并食管气管瘘和其他出生缺陷。

3. 附超声报告单或新生儿食管碘油造影胸腹部 X 线检查报告单。

（四）影像要求

超声影像图或食管碘油造影胸腹部 X 线检查片。

二、十二指肠闭锁

（一）定义

胚胎时期肠管发育障碍、肠管空泡化不全导致十二指肠闭锁（图 3-31）。

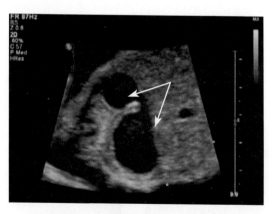

图 3-31　十二指肠闭锁产前超声图

胃及十二指肠近段明显扩张,胎儿上腹部横切时可见典型的"双泡征",箭头示扩张的胃及十二指肠。

（淮河流域出生及出生缺陷监测项目地区提供）

（二）临床特征

1. 症状

（1）妊娠期多有羊水过多史。

（2）患儿出生不久即发生频繁呕吐，呈喷射性，并进行性加剧。呕吐物为乳汁、混有胆汁，呕吐剧烈者可混有咖啡样物。

（3）患儿出生 24 ～ 36 小时内无正常胎便排出，并有进行性腹胀，少数病例可有 1 ～ 2 次少量胎粪。

2. 辅助检查

（1）超声或 X 线检查：显示胃和十二指肠内有扩大气液平面，即典型的"双泡征"。

（2）肛门指检排除肛门闭锁的可能。

3. 描述要点

（1）新生儿症状描述。

（2）附超声影像图或 X 线检查报告单。

4. 影像要求　超声影像图或腹部 X 线检查片。

三、直肠肛门闭锁或狭窄

（一）定义

新生儿肛门缺如或直肠肛门闭锁（或狭窄），多与泌尿生殖器官之间形成瘘管（男婴 75%，女婴 90%）。分肛门膜状闭锁、肛门/肛管狭窄、直肠闭锁或狭窄（肛门外表正常）、直肠低位闭锁（盲端距会阴<2cm）、高位闭锁（盲端距会阴≥2cm）五种类型（图 3-32 ～ 图 3-34）。

（二）临床特征

1. 仔细查看肛门区域，无肛门或仅有肛门痕迹即可诊断。

2. 出生后 12 ～ 24 小时无胎粪者进行肛门指检

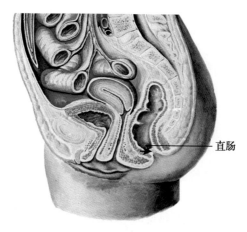

直肠

图 3-32　直肠肛门闭锁示意图 Ⅰ
此图为肛门闭锁不伴有瘘管,箭头所指处为
肛门闭锁。

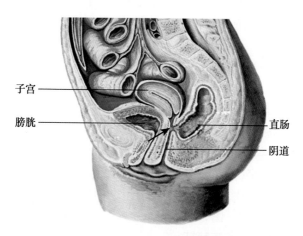

子宫

膀胱

直肠

阴道

图 3-33　直肠肛门闭锁示意图 Ⅱ
此图为肛门闭锁伴有瘘管,箭头所指处为直肠阴道瘘。

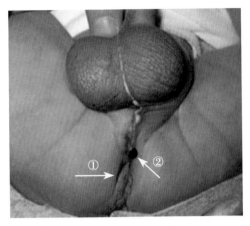

图 3-34　先天性直肠肛门闭锁
臀区仅有肛门痕迹,阴茎阴囊正中缝向肛门处
延伸,粪便从阴囊下方的会阴处排出。箭头
①示肛门痕迹处;箭头②示粪便从瘘口排出。
(淮河流域出生及出生缺陷监测项目地区提
供)

时受阻可诊断直肠/肛门闭锁,并了解直肠闭锁的
位置;合并瘘管者可见尿中带有胎粪或胎粪自阴道
口排出。

3. 直肠肛门狭窄者,可出现大便呈细条状或表
现为不完全性肠梗阻。

4. 出生 12～24 小时后可采用倒立侧位平片、
瘘管造影、钡灌肠等进行诊断。

5. 产前诊断　超声下见胎儿腹部明显膨大,腹
腔及盆腔内充满透声良好的无回声囊腔(肠管充盈
扩张)。合并瘘管者超声可漏诊。

6. 排除　异位肛门。

(三) 描述要点

1. 肛门区域未见肛门或仅见肛门样结构,描述
有无腹膜覆盖、指检手指能否伸入、手指能伸入的

长度。

2. 描述直肠与阴道、尿道间有无瘘管。

3. 描述臀部其他区域未见肛门,以排除异位肛门。

(四) 拍照要求

臀部正位照片 1 张,需显示整个外阴和肛门区域。

四、先天性巨结肠

(一) 定义

先天性巨结肠是因病变肠段神经丛缺乏神经节细胞而持续性收缩、无肠蠕动功能,导致近端结肠内容物淤积而逐渐扩张、肥厚,形成巨结肠,又称为无神经节细胞症。本病为多基因病,有家族性倾向。发生率约 1:5000,男稍高于女(图 3-35)。

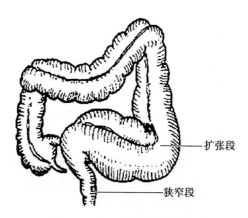

图 3-35　先天性巨结肠示意图
乙状结肠远端痉挛性收缩、狭窄,近端肠段扩张变肥厚,形成巨结肠。

（二）临床特征

1. 患儿出生后发生反复性肠梗阻,以便秘、腹痛、肠鸣音消失为特点。

2. 腹部超声检查或钡剂灌肠造影摄片,可以明确病变的部位、范围、肠管扩张情况及排钡情况,同时有助于鉴别诊断。

（三）描述要点

1. 新生儿症状描述。

2. 附腹部超声检查或 X 线检查报告单。

（四）影像要求

腹部超声检查图片或 X 线检查片。

五、先天性胆道闭锁

（一）定义

新生儿肝内外胆管出现阻塞,并可导致淤胆性肝硬化而最终发生肝功能衰竭的疾病,是小儿外科领域中最重要的消化外科疾病之一,也是儿童肝移植中最常见的适应证。男婴与女婴患病比例为1∶1.5。

根据肝外胆管管腔的阻塞程度,临床病理上分为三型:1 型(约 5%),阻塞发生在胆总管,胆囊内含胆汁;2 型(约 2%～5%),阻塞部位在肝总管,胆囊不含胆汁但近端胆管腔内含胆汁;3 型(90% 以上),肝门部胆管阻塞,近端肝管腔内无胆汁(图 3-36)。

（二）临床特征

1. 患儿生后 1～2 周内表现多无异常。临床症状出现的时间和程度存在差异,一些患儿新生儿期即出现陶土样大便和日渐加深的黄疸;另一些患儿则相反,出现症状较晚,大便也只是呈现淡黄色,容

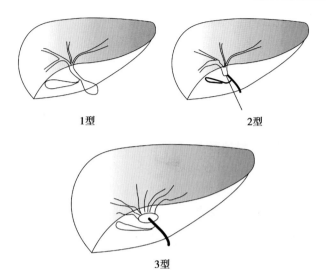

1型　　　　　　　　　　2型

3型

图 3-36　先天性胆道闭锁示意图

临床病理上分为三型:1 型(约 5%),阻塞发生在胆总管,胆囊内含胆汁;2 型(约 2% ~ 5%),阻塞部位在肝总管,胆囊不含胆汁但近端胆管腔内含胆汁;3 型(90% 以上),肝门部胆管阻塞,近端肝管腔内无胆汁。

易延误诊治;一些患儿由于胆红素水平很高,眼泪和所有机体分泌的液体均为黄色,所以粪便颜色也较深,容易混淆。

2. 一般 3 个月患儿的肝可增大平脐,同时出现脾增大。病情严重者可有腹壁静脉怒张、腹水、食管静脉曲张破裂出血等门静脉高压症表现。

3. 患儿最初 3 个月内一般营养状况尚可,但随着年龄增加,病程进展,逐渐出现营养发育障碍。因胆管长期梗阻出现淤胆性肝硬化,肝功能受损而导致脂肪及脂溶性维生素吸收障碍,若早期不治疗,多数患儿在 1 岁以内因肝功能衰竭死亡(图 3-37)。

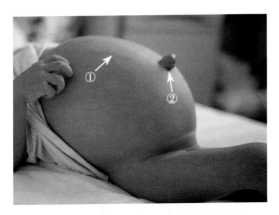

图 3-37　先天性胆道闭锁肝功能失代偿期

患儿呈门静脉高压表现,失代偿期出现腹水、腹胀、腹壁静脉曲张、脐疝等表观。箭头①示腹壁静脉曲张;箭头②示脐疝。

(淮河流域出生及出生缺陷监测项目地区提供)

4. 如果 3 周未消退,或退后复发,则统统归到病理性黄疸。需行肝功能检查,观察结合胆红素指标,其中直接胆红素占 60% 以上。生后 1 个月回访时,增加肝胆系统超声筛查,如有胆囊异常,肝门部的三角形纤维块,高度怀疑先天性胆道闭锁。

5. 对于怀疑合并胆汁流出受阻的肝炎综合征患儿以及代谢性疾病引起的黄疸,临床应进行 7 ~ 10 天的诊断性治疗,治疗期间监测肝功能变化,如胆红素明显下降,则提示内科性黄疸的可能;否则,应及早行术中胆道造影。

6. 诊断判定应在生后 6 ~ 8 周内完成,2 个月内的患儿是外科干预的最佳时机,否则预后下降。诊断不明确者应及时进行手术探查。术中胆道造影是诊断胆道闭锁的金标准,应用开腹或腹腔镜技术行胆道探查及造影检查最终明确诊断。

（三）描述要点

1. 描述黄疸出现时间、粪便颜色、胆红素指标、直接胆红素水平。

2. 描述儿童生长发育指标（身高、体重），有无肝功能失代偿表现：如肝脏大小及硬度，腹水情况，脾脏大小，腹壁静脉曲张情况等。

3. 描述超声检查结果，胆囊充盈程度，肝门部是否有斑块形成。

4. 是否行术中探查，胆道造影结果。

（四）影像要求

超声等影像检查图片。

第四节　泌尿生殖系统先天性畸形

一、肾缺如/发育不全

（一）定义

单侧或双侧肾发育不全或肾脏完全缺失（图3-38）。

（二）临床特征

1. 单肾发育不全　如果对侧肾功能正常，则难以被诊断。

2. 双肾发育不全　可导致羊水过少序列征（Potter 综合征），包括颜面部形态畸形（如扁平脸、小下颌、大耳朵）、肺发育不全和关节挛缩。患者如果不做肾移植则无法长期存活。

3. 单侧或双侧肾不发育（肾缺如）　可通过超声在产前得到诊断。由具有资质的产前诊断医疗机构作出的产前诊断病例视为确诊病例，活产婴儿

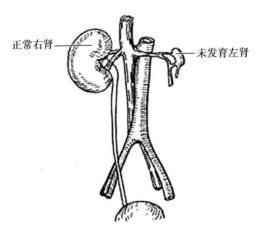

正常右肾————   ————未发育左肾

图 3-38   左肾缺如示意图

左侧肾脏完全不发育,仅见肾蒂残迹,左侧
输尿管缺如,右肾发育正常。

应在产后复诊确认。

4. 排除 囊性肾病、多囊肾、肾囊肿、小肾。

(三) 描述要点

1. 根据产前或出生后超声检查报告单进行
描述。

2. 附超声检查报告单。

(四) 影像要求

超声等影像检查图片。

二、多囊肾

(一) 定义

肾皮质和髓质中出现多个大小不等的囊肿。
分婴儿型和成人型两类,常为双侧病变。婴儿型严
重者多数为死胎或生后数天内死亡;症状出现较缓
慢者,可在数月或 1 岁内死亡。轻型者可到儿童或
成人时才被发现(图 3-39)。

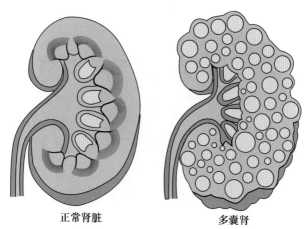

正常肾脏 多囊肾

图 3-39 多囊肾示意图

左侧为正常肾脏,右侧为多囊肾,图示肾脏增大,包膜光滑完整,肾脏切面呈蜂窝状。

(二) 临床特征

1. 产前超声可见胎儿单侧或双侧肾较正常增大。病变侧肾脏为多房性囊性包块,囊泡之间不相通,不能显示正常的集合系统回声。若双侧发病,常伴有羊水过少及膀胱不能显示。

2. 出生后腹部可扪及肿块,有时出现血尿、脓尿或消化道症状。B 超检查可作出诊断。

(三) 描述要点

1. 患儿症状体征 腹部可扪及肿块,有时出现血尿、脓尿或消化道症状。

2. 附 B 超检查报告单。

(四) 影像要求

超声检查图片。

三、先天性肾积水

（一）定义

肾盂或肾盂输尿管连接处先天性梗阻、输尿管先天性畸形、迷走血管压迫等导致尿路梗阻,肾或肾盂处尿液潴留形成积水(图 3-40)。

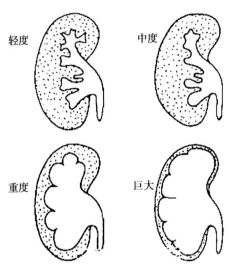

图 3-40　先天性肾积水类型示意图

肾积水轻度:仅肾盂扩张;中度:肾盂扩张,肾盏可见;重度:肾盂、肾盏均扩张;极重度或巨大:肾盂、肾盏扩张更严重并有肾皮质变薄。

（二）临床特征

1. 出生后 B 超检查肾盂分离值 ≥15mm 或伴有肾实质改变可诊断肾积水。

2. 孕期 B 超检查首次发现肾盂扩张,应随访观察。若孕 30 周以上的胎儿其肾盂扩张 ≥10mm 或肾小盏扩张,则高度怀疑肾积水。如由具有产前诊断资质的医院作出诊断,可视做确诊病例上报(图

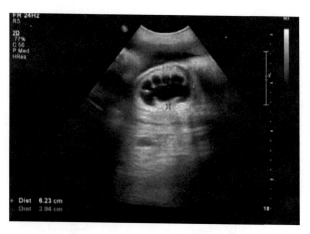

图 3-41　先天性肾积水产前超声图

胎儿右侧肾盂及肾盏均明显扩张,右肾皮质变薄。

（淮河流域出生及出生缺陷监测项目地区提供）

3-41）。

3. 应于出生后 1 ~ 3 周内复查,随访期内显示肾盂无扩张,或肾盂扩张小于 10mm,无需上报。因胎儿及新生儿的肾脏尚未发育成熟,肾脏椎体及髓质在超声检查时是透明的,应注意避免误诊。

4. 排除　膀胱输尿管反流、输尿管囊肿、尿道瓣膜、尿道憩室、肾发育不良。

（三）描述要点

1. 根据产前或出生后超声检查报告单进行描述。

2. 附件　B 超检查报告单。

（四）影像要求

超声检查图片。

四、睾丸未降/隐睾

（一）定义

包括睾丸下降不全、睾丸异位和睾丸缺如。

1. 睾丸下降不全指睾丸未能按照正常发育过程在婴儿出生时从腰部腹膜后下降至阴囊内。睾丸异位是睾丸离开正常下降途径,到达会阴部、股部、耻骨上甚至对侧阴囊内。睾丸缺如指男性阴囊及体内缺少一个或两个睾丸。

2. 以单侧为主,多见于右侧,易并发腹股沟斜疝。

3. 睾丸80%停留在腹股沟管,部分婴儿睾丸可在出生后逐渐降至阴囊内,出生6个月后自行下降的机会明显减少。

(二) 临床特征

常规检查每例男性新生儿外生殖器,发现一侧或双侧阴囊内未触及睾丸。

1. 双侧睾丸未降　双侧阴囊明显发育不良,萎瘪、扁平,其中均未能扪及睾丸。

2. 单侧睾丸未降　一侧阴囊发育不良,萎瘪,其中未能扪及睾丸。对侧阴囊发育良好,其中能扪及睾丸(图3-42)。

3. 辅助诊断　超声、CT、MRI或手术明确诊断睾丸位置。

4. 鉴别　观察小儿是否有智力低下迹象。如有智力低下,应检查是否患有相关遗传和内分泌异常的疾病。

5. 排除　未足月新生儿的睾丸未降、在监测期内睾丸已正常下降的患儿均不需上报。

6. 上报要求　在监测期内新生儿睾丸未降的病例需上报。

(三) 描述要点

1. 单(双)侧阴囊发育不良、萎瘪、扁平。

2. 单(双)侧阴囊内未能扪及睾丸。

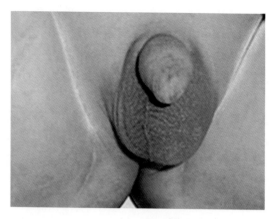

图 3-42 睾丸未降

阴囊两侧不对称,右侧阴囊萎瘪、空虚,未扪及睾丸,阴茎阴囊正中缝偏向右侧,左侧阴囊内可扪及睾丸。(淮河流域出生及出生缺陷监测项目地区提供)

(四) 拍照要求

外阴正位照片 1 张,需显示双侧阴囊、阴茎。

五、鞘膜积液

(一) 定义

鞘状突在不同部位闭合不全,鞘膜浆膜面分泌的液体不能通过精索内静脉和淋巴系统吸收,鞘膜囊内积聚的液体过多而形成囊肿。多为单侧。

(二) 临床特征

阴囊内或腹股沟区出现囊性肿块。分类如下:

1. 睾丸鞘膜积液 最常见,鞘状突闭合正常,睾丸固有鞘膜囊内有较多积液,呈球形或卵圆形。由于睾丸、附睾被包裹,体检时睾丸不能触及(图 3-43)。

2. 精索鞘膜积液 又称精索囊肿。鞘的两端闭合,中间未闭合部分有积液,与腹腔和睾丸鞘膜腔不相通,发生在女孩的囊肿称圆韧带囊肿。

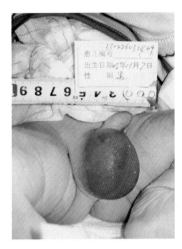

图 3-43 睾丸鞘膜积液

阴囊两侧不对称,右侧阴囊饱满,表皮变薄,触诊有囊性感,阴茎阴囊正中缝偏向左侧。

(北京大学生育健康研究所提供)

3. 睾丸、精索鞘膜积液(婴儿型) 鞘状突在内环处闭合,精索部未闭合,积液与睾丸鞘膜腔相通。

4. 交通性鞘膜积液(先天性) 鞘突未闭合、睾丸鞘膜腔的积液经一小管道与腹腔相通,又称先天性鞘膜积液。如鞘突与腹腔间通道较大,肠管和网膜进入鞘膜腔可形成先天性腹股沟疝。

5. 排除 继发于睾丸肿瘤、外伤、附睾或睾丸炎症的鞘膜积液。

6. 上报要求 在监测期内确诊的病例需上报,如在监测期未经治疗鞘膜积液自动吸收,则无需上报。

(三)描述要点

阴囊内或腹股沟区囊性肿块的大小、质地等。

（四）拍照要求

外阴正位照片 1 张，需清楚显示外生殖器、腹股沟、囊肿位置、大小（标尺）。

六、尿道下裂

（一）定义

尿道下裂是由于男孩前尿道发育不全，导致尿道开口达不到正常位置，以异常开口于尿道腹侧为特征的先天性畸形。

（二）临床特征

1. 常规肉眼观察每例新生儿生殖器，发现男孩尿道口位置异常即可作出诊断和分型。

2. 根据尿道开口的位置进行分型（图 3-44 ~ 图 3-46）：

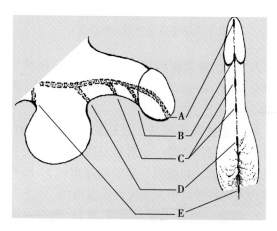

图 3-44　尿道下裂分类示意图

A 尿道开口正常，位于龟头尖端；B 尿道开口位于冠状沟（冠状沟或阴茎头型）；C 尿道开口位于阴茎体（阴茎体型）；D 尿道开口位于阴茎根部（阴茎阴囊型）；E 尿道开口位于会阴部（阴囊会阴型）。

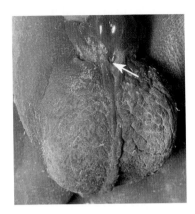

图 3-45　尿道下裂

尿道下裂阴茎阴囊型。男性外生殖器，
阴茎腹面裂开，尿道口位于阴茎根部与
阴囊交界处。箭头示尿道开口处。
（北京大学生育健康研究所提供）

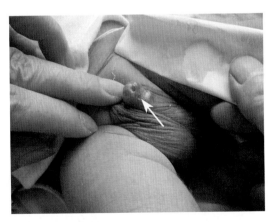

图 3-46　尿道下裂

尿道下裂冠状沟或阴茎头型。男性外生殖器，尿道
口位于冠状沟处。箭头示尿道开口处。
（淮河流域出生及出生缺陷监测项目地区提供）

（1）冠状沟型或阴茎头型:尿道开口在冠状沟。

（2）阴茎体型:尿道口在阴茎体上。

（3）阴茎阴囊型:尿道开口在阴囊或阴茎根部。

（4）阴囊会阴型:尿道开口在会阴部。

3. 排除 与尿道下裂无关的单纯性痛性阴茎勃起、外生殖器发育不良、尿道上裂、阴茎弯曲或包皮过长伴有正常尿道开口以及假两性畸形。

（三）描述要点

1. 描述新生儿尿道口位置。

2. 是否合并阴茎下弯短小、阴茎向腹侧弯曲、包皮系带缺如、有无阴囊对裂等。

（四）拍照要求

外阴正位照片 1 张,需清楚显示出尿道口位置、阴茎、双侧阴囊。

七、外生殖器性别不明

（一）定义

外生殖器性别不明是由于胚胎相应组织在性腺作用下分化成男性或女性外生殖器的过程出现障碍而发生的畸形(图3-47)。

（二）临床特征

外生殖器性别不清,从外生殖器不易确定性别。患者外阴部男女难分,可表现为男性外生殖器发育不良,有不同程度的女性化,如阴囊发育不良似大阴唇,可合并睾丸未降。或者女性外生殖器显示出不同程度的男性化改变。如,阴蒂肥大似短小阴茎、阴唇肥大似分裂的阴囊。

（三）描述要点

1. 描述外生殖器形态、发育情况。

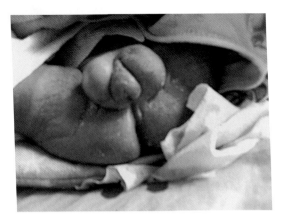

图 3-47 外生殖器性别不明

外生殖器类似于女婴外阴,但阴蒂肥大似短小阴茎,阴唇肥大似分裂阴囊,未发现正常阴道结构。

(淮河流域出生及出生缺陷监测项目地区提供)

2. 描述男婴阴囊内是否可触及睾丸,或描述女婴有无阴道。

3. 如检查染色体者,可附染色体核型报告。

4. 如检查性腺组织者,可附检查结果。

(四) 拍照要求

外阴正位照片 1 张,需清楚显示外阴结构。

第五节 肌肉骨骼系统先天性畸形

一、多指(趾)

(一) 定义

手或足有一或多个额外的指(趾)或指(趾)样赘生物(图 3-48、图 3-49)。

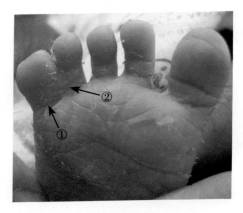

图 3-48 多趾

右足腓侧多趾,与小趾尚未分开。本例合并第 4、5 趾并趾畸形。箭头①示右足腓侧多趾;箭头②示右足第 4、5 趾并趾。
(淮河流域出生及出生缺陷监测项目地区提供)

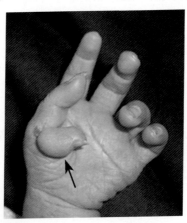

图 3-49 多指

左手桡侧多指,该重复拇指与正常拇指分开,有指骨和指甲,无骨连接指甲。箭头示多指。
(淮河流域出生及出生缺陷监测项目地区提供)

（二）临床特征

1. 可单侧或双侧。按部位分为轴前型（桡侧或胫侧）、中央型和轴后型（尺侧或腓侧），轴后型多见。可同时合并并指（趾）或短指（趾）等畸形。

2. 单发多指（趾）畸形多为常染色体显性遗传,亦可是许多综合征（如 13-三体综合征）的症状之一。

3. 临床分为:①单纯软组织、有或无环形凹陷组织与周围组织相连;②外形较完整的指（趾）,常仅有一或两节指骨,可与掌（跖）骨构成关节或呈分叶状骨性连接;③多余指（趾）,外观近乎正常,有指（趾）甲,且有发育差的掌（跖）骨。多指（趾）与正常指（趾）有时大小相同,从外表难以区分,多余指（趾）可较小,亦可形成分支指（趾）。

4. 产前超声声像图可显示手或足有一或多个额外的指（趾）,但限于胎儿体位影响,不一定能检出该类畸形。出生后 X 线检查可以明确骨与关节异常。

（三）描述要点

1. 部位　如左手（足）、右手（足）或双手（足）。

2. 位置　如拇指（蹋趾）或小指（趾）等。

3. 指（趾）骨连接　有或无。

（四）拍照要求

正位照片:多指（趾）手或足的单侧或双侧展开拍照。

二、并指（趾）

（一）定义

指（趾）与指（趾）间多余皮肤相连,皮肤软组织或骨组织相连多见（图 3-50）。

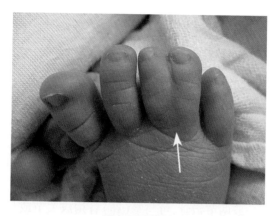

图 3-50　并趾

右足第 3、4 趾相连,皮肤和皮下组织相连,趾甲分开。箭头所示并趾部位。

(淮河流域出生及出生缺陷监测项目地区提供)

(二) 临床特征

1. 常见于第 2、3 指间。

2. 临床表现　软组织并指(趾)时,轻者仅有薄层皮蹼;较重时多个指(趾)皮肤或皮下软组织相连,而指(趾)甲分开;严重者各指(趾)合并,有的骨分节不全且关节畸形,或末节指(趾)骨和甲融合。

3. 产前超声可在胎动时观察胎手展开时手指能否分开,但有时超声仍不能作出诊断。出生后 X 线检查可发现骨畸形。

4. 常有家族史,属常染色体显性遗传。

(三) 描述要点

1. 部位　如左手(足)、右手(足)或双手(足)。

2. 位置　如拇指(踇趾)或小指(趾)等。

3. 指(趾)蹼　有或无。

(四) 拍照要求

正位照片:并指(趾)手或足的单侧或双侧

照片。

三、肢体短缩

(一) 定义

又称为肢体缺失。指一个或多个肢体完全或部分缺如,或者严重发育不良。

(二) 临床特征

畸形严重程度各异,可累及单侧、双侧或四肢。

1. 横向性肢体缺失 又称截肢畸形。肢体远端全部或部分缺如,近端基本正常。根据发生部位分为:上臂(大腿)、前臂(小腿)、腕(跗)、掌(跖)、指(趾)完全或部分缺失。缺指(趾)属于此类(图 3-51)。

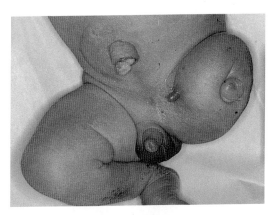

图 3-51 横向性肢体短缩

整个左下肢缺失,大腿根处仅可见少量残余组织。
(北京大学生育健康研究所提供)

2. 纵向性肢体缺失 肢体桡(胫)侧或尺(腓)侧长骨纵列部分或完全缺如或严重发育不良,或手(足)中央纵列缺如,形成裂手(足)。以桡骨发育不全或缺如最为常见,常伴拇指缺如(图 3-52、图 3-53)。

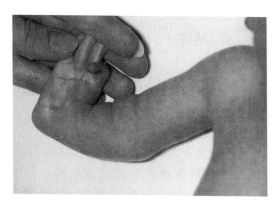

图 3-52 纵向性肢体短缩

右侧桡骨缺如,拇指缺如,腕关节偏向桡侧。

(引自《中国出生缺陷图谱》,人民卫生出版社,2008 年)

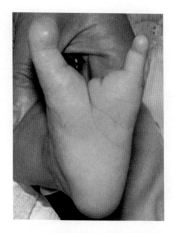

图 3-53 裂足

右足中央有一纵裂至足底前半部
分,将足底分成两部分,足趾缺如,
仅残留 2 趾,且发育不全。

(淮河流域出生及出生缺陷监测项
目地区提供)

3. 中间性肢体缺失　又称为"海豹畸形"。肢体远端基本正常,中段长骨缺如,手(足)常有畸形。临床上可分为:①完全性海豹手(足):整个上臂(大腿)、前臂(小腿)完全缺如,手(或足)直接附着于躯干;②近端海豹手(足):上臂(大腿)缺如,前臂(小腿)直接附着于躯干;③远端海豹手(足):前臂(小腿)缺如,手(足)直接附着在上臂(大腿)末端(图3-54)。

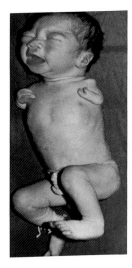

图3-54　中间性肢体短缩(海豹畸形)
双侧肱骨、尺桡骨缺如,发育不全的手直接连接于躯干,双手缺指,掌骨发育不全。下肢发育正常。
(引自《中国出生缺陷图谱》,人民卫生出版社,2008年)

4. 混合型　同时存在上述几类畸形。

5. 肢体缺失可单独存在,亦可为一些综合征的表现之一。与常染色体显性或常染色体隐性遗传以及孕早期服用某些药物有关。

(三) 描述要点

1. 肢体　如左手(足)、右手(足)或双手(足)。

2. 部位　如指、手、前臂、全上臂;趾、足、小腿、全下肢。

3. 断端情况　如平滑、小赘生物。

（四）拍照要求

1. 正位照片 包括肢体短缩全身照和局部照。

2. 侧位照片 肢体短缩的局部照。

四、马蹄内翻足

（一）定义

马蹄内翻足是指脚掌从踝部起偏移中线,向内侧翻转,并固定在这个位置上(图 3-55)。

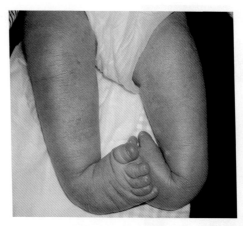

图 3-55　马蹄内翻足
双足内翻和内收,内侧皮肤皱褶,足跟缩小。
(淮河流域出生及出生缺陷监测项目地区提供)

（二）临床特征

1. 最常见的足部先天性畸形。发生率约 $1:250 \sim 1:1000$,单侧稍多于双侧,男性是女性的 2 倍。

2. 产前超声声像图表现为小腿纵切位上同时显示小腿和脚掌。但是有时限于胎儿体位影响,不一定能检出该畸形。

3. 临床表现为前足内翻内收,中足高弓,后足呈马蹄内翻,严重者足跟变小,其上方有皮肤皱褶。

4. 可合并胫骨内旋及小腿三头肌萎缩。

5. 多见于一些综合征,如 18-三体综合征及运动障碍性胎儿畸形。

（三）**描述要点**

1. 足位置　如内旋、外旋、内翻或外翻。

2. 是否合并胫骨内旋及小腿三头肌萎缩。

（四）**拍照要求**

1. 正位照片　腹部以下包括双下肢全貌。

2. 侧位照片　单足全貌。

五、足外翻

（一）**定义**

全足向前外侧背曲和外翻（图 3-56）。

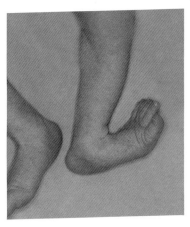

图 3-56　足外翻
左足足外翻,左足底向外向上翻转。
（北京大学生育健康研究所提供）

（二）临床特征

1. 足背侧和外侧(踝的腓侧)软组织轻度紧张致足趾屈内翻受限。

2. 足跟处于外翻位。

3. 在足前外侧异常位置常有较深的皮肤皱褶,皮下组织减少。

4. 可伴发扁平足、膝关节伸直性挛缩、斜颈等,严重者胫骨、腓骨出现弯曲。

5. 宫内受胎儿姿势的影响,足外翻很难用超声影像诊断。

（三）描述要点

1. 患侧足跟处于外翻位。

2. 在患侧足前外侧异常位置常有较深的皮肤皱褶,皮下组织减少。

（四）拍照要求

正位照片:全身大体包括足外翻脚的畸形部分。

六、先天性髋关节脱位

（一）定义

因遗传、胎位或产后环境因素等导致小儿髋臼发育不良及关节韧带松弛、股骨头部分或完全脱出髋臼为特征的先天性畸形。以右侧髋关节脱位为主,占 90%。少数为双侧脱位(图3-57)。

（二）临床特征

1. 临床表现　单侧髋关节脱位者股骨脱位后上移导致双下肢不等长,双侧大腿、臀部皮纹不对称,患侧皮纹增多、加深、升高,患侧大腿短粗,小腿细长。双侧髋关节脱位者会阴部变宽。

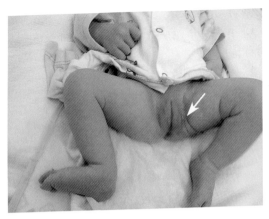

图 3-57　先天性髋关节脱位

双大腿皮纹不对称,患侧(左侧)皮纹增多、加深,两侧屈髋屈膝位时,双髋外展不对称。箭头示患侧大腿皮纹较右侧增多、加深。

(淮河流域出生及出生缺陷监测项目地区提供)

2. 临床体征

（1）Allis 征阳性:新生儿平卧,双足根并齐,踝部并拢屈膝 90°,患侧膝关节平面低于健侧。

（2）外展试验阳性:患儿平卧,屈髋屈膝位、双膝外展角度不对称。脱位侧膝部往往不能触及床面,或在外展至 75°～80°时突然出现滑动或弹跳感后,膝部才触及床面。

3. 辅助检查　X 线、B 超,了解有无髋臼发育不良、髋关节半脱位、全脱位。

（三）描述要点

1. 臀部、会阴部增宽;患侧大腿短粗,臀部及大腿皮纹增多、加深;两侧腹股沟的皮纹长短不一。

2. Allis 征阳性或外展试验阳性等。

3. 辅助检查　附髋关节 X 线胶片、B 超图片及报告单。

（四）拍照要求

1. 下半身正位照片 1 张,显示臀部及大腿皮纹不对称情况。

2. Allis 征阳性摄片 1 张。

3. 外展试验阳性摄片 1 张。

七、先天性膈疝

（一）定义

腹腔内容物通过横膈上的裂孔、缺损进入胸腔。新生儿发病率 1 : 2000 ~ 1 : 3000（图 3-58）。

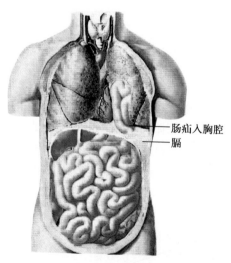

图 3-58　先天性膈疝示意图
此图为肠管自膈肌左薄弱部疝入胸腔并有
纵隔右移。

（二）临床特征

1. 膈肌发育缺陷,依其部位分为胸腹裂孔后外侧疝、胸骨旁疝、膈膨升及食管裂孔疝四种,其中左侧胸腹裂孔疝最多见。

2. 胃、肠管、脾等均可疝入胸腔,可同时伴有一侧或双侧肺发育不良,心脏被挤压至右侧胸腔。

3. 产前超声检查可见　①胸腔内占位性病变,以左侧多见;②大量腹腔脏器进入胸腔,腹围缩小;③严重者纵隔移位可引起胎儿水肿;④应与其他胸部囊性病变相鉴别。

4. 胸腹正侧位 X 线片示患侧膈肌影消失、胸腔有肠管和胃泡影等。

5. 预后与膈疝发生的时间、疝入胸腔内的脏器量、肺发育不全的程度以及合并畸形有关。

(三) 描述要点

1. 症状体征　腹扁平,出生后呈"舟状腹",呼吸困难,青紫。

2. 辅助检查　胸腹正侧位 X 线片示患侧膈肌影消失、胸腔有肠管和胃泡影等。

(四) 影像要求

X 线片或超声图片。

八、脐膨出

(一) 定义

指腹壁中线包括肌肉、筋膜和皮肤缺损,腹腔内容物疝入脐带内,表面覆盖以腹膜和羊膜(图3-59)。

(二) 临床特征

1. 根据腹壁脐部缺损的直径<2.5cm、2.5 ~ 5.0cm 或>5.0cm 分为 Ⅰ 型、Ⅱ 型和Ⅲ型。

2. 出生时可看到在正中线脐带周围肌肉和皮肤缺损,致使腹膜及腹腔脏器通过缺损膨出体外,疝出物表面有内层腹膜和外层羊膜组成的半透明囊膜覆盖,腹腔脏器(肠管及肝脏等)可以透过薄膜

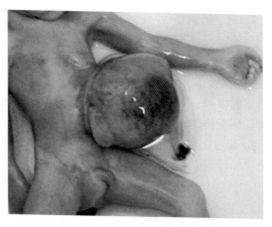

图 3-59   脐膨出

腹壁脐部缺损,腹腔脏器从缺损处膨出,其表面有半
透明的囊膜覆盖,无皮肤覆盖,脐带腹壁插入处
异常。

(淮河流域出生及出生缺陷监测项目地区提供)

看见,故称"玻璃腹"。

   3. 出生后薄的囊膜容易破裂,应与腹裂畸形进
行鉴别诊断,后者脐带插入腹壁处正常。

   4. 产前超声显示腹前壁包块,内含单纯肠管或
单纯肝脏回声。

   5. 脐膨出可单独发生,也可是一些综合征的表
现之一,如脐膨出-巨舌-巨体综合征(Beck-with-Wid-
edmann syndrome,EMG 综合征)、13-三体综合征等。

   6. 部分母体血 AFP 值升高。

   (三) 描述要点

   1. 脐带出口   完整或异常。

   2. 腹膜覆盖   如有、无或破裂。

   3. 内脏颜色   如红、紫、黑或其他。

   4. 内脏表面   光滑或粗糙。

   5. 活动   能或不能。

（四）拍照要求

1. 正位照片　新生儿全身正面照，尽量不要将囊膜弄破，着重摄脐根部与疝囊内容的图像。

2. 侧位照片　着重摄脐根部与疝囊内容的图像。

九、腹裂

（一）定义

指脐旁腹壁全层缺损，伴腹腔内脏突出（图 3-60）。

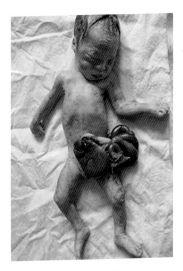

图 3-60　腹裂

腹裂位于脐带插入部位右侧，肠管和肝脏暴露在体外，无囊膜覆盖，肠管水肿，脐带插入部正常。（淮河流域出生及出生缺陷监测项目地区提供）

（二）临床特征

1. 大部分是散发的,少有染色体异常。

2. 脐旁腹壁的全层缺损,脐带与腹壁相连处正常,缺损大多在右侧,缺损往往较小,大多在 2～4cm 之间。

3. 在正常脐带的一侧腹壁的纵向缺损,胃、大小肠、偶见膀胱或子宫经此缺损膨出体外,表面不光滑,无疝囊覆盖,无肝脏膨出。膨出的肠壁肥厚、水肿、粘连,肠管色泽发紫,无肠蠕动,少数病例肠管已坏死。常合并肠旋转不良、闭锁等畸形。

4. 产前超声显示常常位于脐根部的右侧腹壁缺损,缺口较小,突出物多为肠管,管腔可轻度扩张。大量肠管外突时,胎儿腹围可变小。

5. 母体血 AFP 值升高。

6. 需与脐膨出、体蒂异常和泄殖腔外翻鉴别,后两种都属于巨大腹壁缺损。

（三）描述要点

1. 脐带出口 完整或破裂。

2. 裂口部位 如右、左或正中线。

3. 腹膜覆盖 如有、无或破裂。

4. 内脏颜色 如红、紫、黑或其他。

5. 肠管表面 如光滑、粗糙、有无粘连。

6. 活动 能或不能。

（四）拍照要求

正位照片:新生儿全身照,着重拍摄脐带根部和腹裂位置的关系,腹部膨出物不要回纳。

十、膀胱外翻

（一）定义

以下腹壁部分缺损、膀胱前壁缺如或裂开,鲜红色的膀胱后壁黏膜裸露于外为特征的先天性畸形（图3-61）。

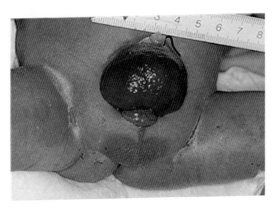

图 3-61　膀胱外翻

腹壁脐部下方见一个鲜红色球形膨出，膨出的表面为膀胱内壁的黏膜组织，其下方见发育不良的阴茎组织。阴囊发育基本正常，肛门正常。
（北京大学生育健康研究所提供）

（二）临床特征

出生后通过肉眼观察即可作出诊断。

1. 患儿表现　下腹壁和耻骨联合裂隙上方见一粉红色肿块，表面为外翻的膀胱黏膜，肥厚水肿，两侧输尿管开口有尿液间断外溢。

2. 生殖器　男婴可合并小阴茎，阴茎背侧弯曲；女婴伴有阴蒂、阴唇、阴阜裂开。有的甚至无外生殖器。

（三）描述要点

1. 下腹壁裂隙和耻骨联合分离情况。

2. 外翻的膀胱有无黏膜肥厚水肿，两侧输尿管开口有无尿液间断外溢。

3. 有无肠管外露。

4. 外生殖器和肛门位置 正常或异常。

(四) 拍照要求

下腹部和外阴正位照片,需清楚显示出下腹壁包块位置、外阴和肛门。

十一、脐疝

(一) 定义

指发生于脐部,由于脐部瘢痕组织薄弱缺损,不够坚固,或脐环闭锁不全导致腹腔内容物突出的腹外疝(图 3-62)。

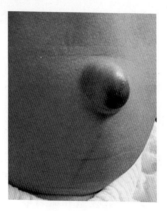

图 3-62 脐疝
脐部向外突出,表面覆盖正常皮肤。
(淮河流域出生及出生缺陷监测项目地区提供)

(二) 临床特征

表现是脐部可见球形或半球形可复性肿物,直径大多 1.5cm 左右。做增加腹内压动作时(如哭闹、站立或用力时)肿物会增大而紧张。以手轻压脐部包块时可使疝内容物还纳入腹腔,并可闻及气过水声,亦可摸到未闭的脐环或疝环。

（三）描述要点

1. 脐带出口 完整或异常。

2. 大小 直径（cm）。

3. 形状 如圆形、半圆形等。

4. 颜色 如肤色、红、紫或其他。

5. 其他

（四）拍照要点

局部正位照片。

十二、腹股沟疝

（一）定义

腹膜鞘状突闭锁延迟或停顿，仍然保持开放或部分开放，在某种诱因下，腹腔内容物进入其中而形成，即形成了先天性腹股沟疝（图3-63）。

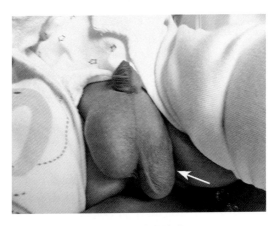

图 3-63 腹股沟疝

左侧阴囊明显增大，形成的包块向下伸展。箭头示左侧腹股沟疝。

（淮河流域出生及出生缺陷监测项目地区提供）

（二）临床特征

疝以单侧多见,男孩右侧睾丸下降比左侧慢,右侧鞘状突闭塞时间比左侧晚,因此右侧疝发病率高,为左侧的 2～3 倍。先天性腹股沟疝均为斜疝,可出现于腹股沟、阴囊或大阴唇。新生儿剧烈哭闹时,腹股沟部即出现包块,安静后消失。随发作次数增加,包块不断向下伸展,质软,有弹性,可挤压将之还纳入腹腔。

（三）描述要点

1. 部位　如左、右或双侧。

2. 大小　长（cm）×宽（cm）。

3. 形状　如圆形、椭圆形、半圆形等。

4. 颜色　肤色红、紫或其他。

5. 其他

（四）拍照要点

局部正位照片。

第六节　染色体异常

一、21-三体综合征

（一）定义

又称 Down 综合征或先天愚型。患者比正常人额外多出一条完整或部分 21 号染色体而导致的以智力发育障碍为主要特征的综合征。发生率为活婴 1/600～1/800。

（二）临床特征

以下表现在出生时主要以特殊面容和染色体检查为主,其他表现要随着年龄的增长才会逐渐显现出（图 3-64～图 3-66）。

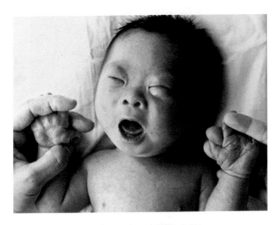

图 3-64　21-三体综合征

头围小,眼裂小,外眼角上斜,内眦赘皮,鼻梁低,张口伸舌,双手呈通贯掌。

(引自《中国出生缺陷图谱》,人民卫生出版社,2008年)

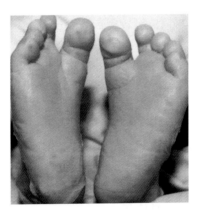

图 3-65　草鞋足

双足足底观显示踇趾与第 2 趾间距增宽,呈"草鞋"足。

(引自《中国出生缺陷图谱》,人民卫生出版社,2008 年)

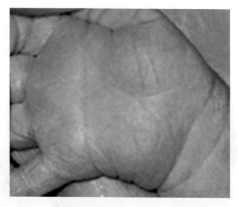

图 3-66 通贯掌
可见掌心单一横贯纹。
(淮河流域出生及出生缺陷监测项目地
区提供)

1. 特殊面容 头颅小而圆,眼距宽,眼裂小,外眼角上斜,有内眦赘皮,鼻梁低平,外耳小,硬腭窄,舌常伸出口外,流涎较多。

2. 智能低下。

3. 语言发育障碍。

4. 行为障碍 21-三体综合征患儿大多性情温和,常傻笑,喜欢模仿和重复一些简单的动作,经过反复训练可进行一些简单劳动。

5. 运动发育迟缓 患儿在出生后早期运动功能与正常同龄儿差别可能不大,但随年龄增长其差别增大。

6. 体格发育落后 身材矮小,骨龄滞后,出牙迟且常错位。四肢短,韧带松弛,四肢关节可过度弯曲。手指粗短,小指向内弯曲。动作发育和性发育均延迟。

7. 循环系统畸形 50%患儿存在先天性心血管畸形,包括房室共道畸形、室间隔缺损等。

8. 指纹改变　通贯掌。

9. 辅助检查　①染色体核型检查:是该病诊断的金标准。绒毛细胞、羊水细胞、胎儿脐血细胞或体细胞核型检查为21-三体型;②产前超声检查:产前超声检查可能发现与21-三体综合征有关的解剖结构畸形或异常体征,包括颈部透明层增厚、颈部水囊瘤、胎儿水肿、胸腔积液、心脏畸形、心包积液、十二指肠狭窄或闭锁、肠管强回声、轻度侧脑室扩张、轻度肾盂扩张、股骨短小等。若胎儿有严重的单个畸形或多个超声异常时提示需进一步进行染色体检查。

(三) 描述要点

1. 头面部　如脸型是否圆扁、是否小头、鼻梁高低、眼距宽窄、内眦是否有赘皮、舌头有无外伸、耳朵大小、耳位高低等。

2. 颈部　如颈项是否短、颈部两侧是否有颈皮增厚。

3. 循环系统　如是否合并房室共道畸形、室间隔缺损、心内强回声灶等畸形或异常体征。

4. 骨骼系统　如四肢长短、指(趾)中骨节长短、指(趾)距是否宽、小指有无向内弯曲等。

5. 其他系统。

6. 附件　染色体检查报告单。

(四) 拍照要点

1. 头面部正位照片。

2. 主要异常局部照片。

二、18-三体综合征

(一) 定义

又称 Edward 综合征。患者第 18 对染色体比正常人多出一条而导致的多发性严重畸形,重度智力低下及发育迟缓(图 3-67 ~ 图 3-69)。

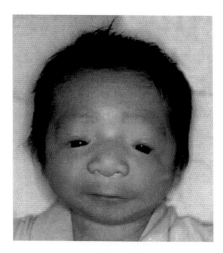

图 3-67　18-三体综合征头面部正位照片
眼距宽,内眦赘皮,眼睑下垂,小下颌。
(北京大学生育健康研究所提供)

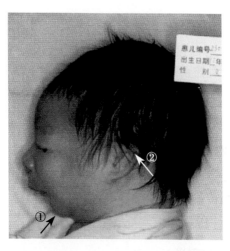

图 3-68　18-三体综合征头部侧位照片
与图 3-67 同一患儿。小下颌,小耳,耳轮上
缘折叠。箭头①示小下颌;箭头②示小耳,
耳轮上缘折叠。
(北京大学生育健康研究所提供)

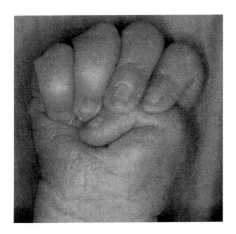

图 3-69　18-三体综合征右手掌面照片
拇指紧贴掌心,余四指略重叠紧握拳,呈特
殊握拳姿势。

(北京大学生育健康研究所提供)

(二) 临床特征

1. 一般表现　反应低下,哭声弱,喂养困难,查
体可见肌张力亢进。

2. 头面部　头部窄长,枕部隆突,前额横径小,
耳低位畸形。小头畸形、囟门宽、眼裂短、小额、内
眦赘皮、上睑下垂以及鼻梁笔直的鼻子,少数有唇
裂、腭裂。小嘴,小下颌。

3. 颈部　短,伴皮肤过长(颈蹼)。

4. 循环系统　90%以上有心脏畸形。主要是
室间隔缺损。

5. 消化系统　腹股沟疝或脐疝。气管食管瘘
和胆管闭锁。

6. 泌尿生殖系统　隐睾,大阴唇发育不良,阴
蒂大,马蹄肾或易位肾,双重输尿管,肾盂积水和多
囊肾。

7. 皮肤　指甲发育不全,乳头间距宽,皮肤多毳毛,皱褶多,称猿猴皮纹,血管瘤多见。30% 有通贯掌。

8. 中枢神经系统　精神发育迟滞,癫痫发作,肌张力过高,脑积水,脑膜、脊膜凸出,小脑发育不全以及胼胝体缺失。

9. 骨骼系统　拳紧握,第 3、4 指紧贴掌心,第 2、5 指架叠其上。食指末端长过中指,并且小指长过四指,拇指发育不全或缺失,桡骨发育不全,手的尺、桡骨偏离。足趾短,背屈,溜冰足底,称"摇椅足"。

10. 辅助检查　①染色体核型检查:是该病诊断的金标准。绒毛细胞、羊水细胞、胎儿脐血细胞或体细胞核型检查为 18-三体型。②产前超声:可能发现与 18-三体综合征有关的胎儿解剖结构畸形或异常体征包括:胼胝体发育不全、草莓形头颅、脉络丛囊肿、Dandy-walker 畸形、后颅窝池扩大、小下颌畸形、重叠指;心脏畸形最常见的是室间隔缺损,其次是房室共道畸形、右室双出口;多囊性肾发育不良、马蹄肾、肾积水、脐膨出、膈疝;单脐动脉、脐带囊肿及脐静脉瘤等。若胎儿有严重的单个畸形或多个超声异常时提示需进一步进行染色体检查。

(三) 描述要点

1. 头面部　如头型是否窄长、枕部是否隆突、鼻梁是否笔直、眼裂是否窄、内眦是否有赘皮、下颌大小、耳位高低等。

2. 颈部　如颈项是否短、颈部两侧是否有颈皮增厚。

3. 循环系统　如是否合并房室共道畸形、室间隔缺损、心内强回声灶等畸形或异常体征。

4. 骨骼系统　如指(趾)是否屈曲、是否有重叠指、足内翻、桡骨发育不全等。

5. 其他系统。

6. 附件　染色体检查报告单。

(四) 拍照要点

1. 头面部正位照片。

2. 主要异常局部照片。

三、13-三体综合征

(一) 定义

又称 Patau 综合征。患者第 13 对染色体比正常人多出一条而导致的多种结构畸形,重度智力低下。发生率为活婴 1/5000(图 3-70)。

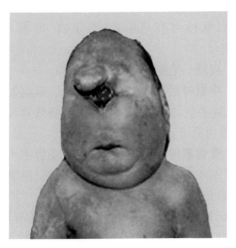

图 3-70　13-三体综合征

颜面部正面观,独眼,眼眶上方喙鼻,鼻长,单鼻孔,无人中,染色体核型为 47,XY,+13。(引自《中国出生缺陷图谱》,人民卫生出版社,2008 年)

（二）临床特征

1. 一般表现　严重智力低下,可能小于胎龄儿。寿命短,婴儿早期有呼吸暂停小发作。

2. 头面部　小头,小额,前额倾斜,眼距窄或独眼,单一眼眶在面中央,两眼球融合,故又称前脑无裂征。耳位低,耳畸形,耳聋。内眦赘皮,头皮缺损,无眉弓,白内障,虹膜缺损及视网膜变性,唇裂和(或)腭裂。

3. 颈部　短,伴皮肤过长(颈蹼)。

4. 循环系统　80%存在各种类型先天畸形和右位心。

5. 消化系统　脐膨出,肠旋转不良。

6. 泌尿生殖系统　30%～60%存在泌尿系畸形。包括肾异常、睾丸未降、多发性肾皮质囊肿、肾盂重复、肾盂积水、输尿管积水以及马蹄肾。80%有隐睾,女性可有双阴道、双子宫、卵巢发育不良等。

7. 皮肤　毛细血管瘤,头皮缺损。

8. 中枢神经系统　肌张力过低,癫痫发作,胼胝体发育不全,大脑半球不分离,小脑发育不全,脑积水,智力低下。

9. 骨骼系统　多指(趾),指甲发育不全,拇指可后屈,60%有通贯掌。足跟明显后凸,形成"摇椅足"。第5指与第4指重叠。

10. 辅助检查　91%的13-三体胎儿可出现明显的胎儿多结构畸形。①染色体核型检查:是该病诊断的金标准。绒毛细胞、羊水细胞、胎儿脐血细胞或体细胞核型检查为13-三体型。②产前超声:产前超声检查中可能发现与13-三体综合征有关的解剖结构畸形或异常体征包括:小头畸形、前脑无裂畸形、中央唇裂、双侧完全唇腭裂、多指(趾)畸形;循环系统畸形常见的表现为室间隔缺损、房室共道畸形、左心发育不良综合征;胎儿全身水肿、伴有羊水过多的胎儿宫内生长受限等。若胎儿有严重的单个畸形或多个超声异常时提示需进一步进行染色体检查。

(三) 描述要点

1. 头面部　是否小头、小额、前额是否倾斜,眼距是否窄或独眼,内眦是否有赘皮,耳朵大小、耳位高低,是否有唇腭裂等。

2. 颈部　如颈项是否短、颈部两侧是否有颈皮增厚。

3. 心血管系统　如是否合并左心发育不良综合征、房室共道畸形、室间隔缺损、心内强回声灶等畸形或异常体征。

4. 骨骼系统　如是否多指(趾)、是否有通贯掌、足跟是否明显后凸、形成"摇椅足"、第5指与第4指是否重叠等。

5. 其他系统。

6. 附件　染色体检查报告单。

(四) 拍照要点

1. 头面部正位照片。

2. 主要异常局部照片。

第七节　皮肤先天性畸形

一、血管瘤

(一) 定义

血管瘤是体表血管发育异常而形成的良性肿

瘤,多见于出生婴儿或儿童期。早期血管瘤呈淡红色而易被忽视。

(二) 临床特征

血管瘤表现为红色至紫色的胎记。见于面部、枕部及全身任何部;可极小或极广泛,常随年龄增长而扩大,终生不消,只少数可渐消失;指压红斑处红色消退,松手后红色恢复。海绵状血管瘤是较大的血管扩张及成熟的血管内皮细胞所构成的血窦形状的瘤,大小、形状、颜色依瘤组织存在的部位、深浅及与附近组织的关系而异。此瘤可位于头部、躯干、四肢或内脏处(图 3-71 ~ 图 3-73)。

超声表现:为混合性或均质性实质肿块,多数血管瘤表现为均质性实质性肿块回声,回声特征与胎盘回声相类似。部分肿瘤内有囊性暗区,此即为扩张的静脉窦。彩色多普勒可探及其内的血流信号。

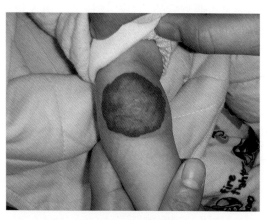

图 3-71　血管瘤

左前臂大面积血管瘤。左前臂瘤体部分色红,边缘清楚,凸出于相邻皮肤而呈草莓状。

(淮河流域出生及出生缺陷监测项目地区提供)

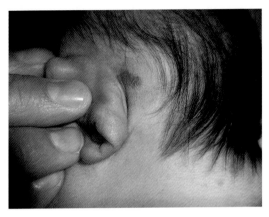

图 3-72　血管瘤

左耳后可见一小的杨梅状血管瘤,色红,柔软,略高出皮肤,边界清楚。

(淮河流域出生及出生缺陷监测项目地区提供)

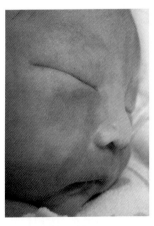

图 3-73　葡萄酒斑

右侧面部可见大面积红斑,左右不对称,边缘较清,不高出于皮肤,也称为葡萄酒斑。

(淮河流域出生及出生缺陷监测项目地区提供)

（三）描述要点

1. 部位　如头面、颈、胸、腹、背或四肢。

2. 大小　长（cm）×宽（cm）。

3. 表面　平坦或凸出。

4. 数量　多少及分布特点。

5. 颜色　如红、紫或其他。

（四）拍照要求

局部：包括皮损部位在内的正位照片和侧位照片。

二、色素痣

（一）定义

色素痣即黑素细胞痣，是由痣细胞增生产生色素所导致的以皮肤、黏膜颜色改变为特征的良性疾病。

（二）临床特征

色素痣多发生于面颈背部皮肤，表现为黑色或深褐色、平坦或稍隆起的斑点或斑块，表面可有毛发。多数色素痣不需治疗，如影响美观时可手术切除，极少部分会恶变为黑色素瘤。

根据病变大小可分为小型（<1.5cm）、中型（1.5~20cm）和巨型（>20cm）先天性色素痣。按临床特征也可分为：①皮内痣：最常见，好发于头颈部，大小不一，大者可达数厘米，隆起于皮肤，其上有毛，淡棕色或淡黑色，边界清楚，一般不发生癌变。②交界痣：可单独发生或由皮内痣演变而来。呈扁平状，棕黑色或蓝黑色，体积较小，多在数毫米以内，表面光滑无毛，有癌变可能。③复合痣：皮内痣与交界痣的混合形式，其交界痣部分可恶变。多数微微突出于皮肤表面，少数呈乳头状瘤样改变，其上一般无毛，体积可随年龄增长而增大，颜色变深（图3-74、图3-75）。

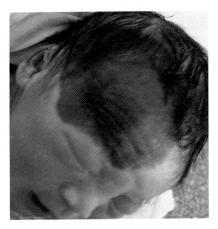

图 3-74　色素痣

右侧眼眶上部及额顶部可见一较大面积
黑色斑块,边缘清楚,略高出周围皮肤,
表面粗糙。

(淮河流域出生及出生缺陷监测项目地
区提供)

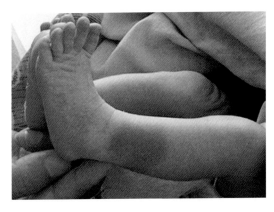

图 3-75　色素痣

左小腿中下段可见一较大面积蓝色斑块,边缘较清
楚,表面皮肤不粗糙。

(淮河流域出生及出生缺陷监测项目地区提供)

（三）描述要点

1. 部位 如头面、颈、胸、腹、背或四肢（上、下肢；左、右侧）。

2. 大小 长（cm）×宽（cm）。

3. 表面 如平坦或凸出。

4. 数量 多少及分布特点。

5. 颜色 如黑、棕、红、紫或其他。

（四）拍照要求

局部：包括皮损部位在内的正位照片和侧位照片。

三、咖啡斑

（一）定义

咖啡斑，又称咖啡牛奶斑，是由于皮肤黑素细胞活性亢进产生大量黑素，使黑素细胞和角质形成细胞内的黑素增多形成的色素沉着斑。

（二）临床特征

咖啡斑在出生时或出生稍后出现，多见于躯干部，不会自行消退。表现为边缘清楚的圆形、卵圆形或不规则形的淡褐色、深褐色色素沉着斑，表面光滑。主要病理改变为表皮黑素增加，多见于基底层中，多巴染色黑素细胞及基底层的角质形成细胞中有巨大黑素体。咖啡斑可见于多发性神经纤维瘤、结节性硬化症等疾病中。须与色素细胞痣、雀斑样痣鉴别（图 3-76）。

（三）描述要点

1. 部位 如头面、颈、胸、腹、背或四肢。

2. 大小 长（cm）×宽（cm）。

3. 表面 平坦或凸出。

4. 数量 多少及分布特点。

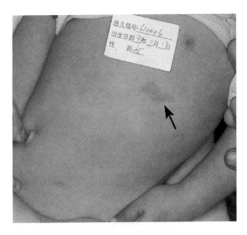

图 3-76　咖啡斑

左上腹部近肋缘处见不规则形的淡褐色色素沉着斑,边缘清楚、表面光滑。箭头示左上腹部咖啡斑。

(北京大学生育健康研究所提供)

5. 颜色　如红、紫或其他。

(四) 拍照要求

局部:包括皮损部位在内且有参照尺度的正位和侧位照片。

四、鱼鳞病

(一) 定义

鱼鳞病是一组以皮肤干燥、表皮片层鱼鳞状改变为主要特征的角化异常型皮肤病。

(二) 临床特征

鱼鳞病有 20 多种分型,常见的先天性鱼鳞病有四种:常染色体显性遗传寻常型鱼鳞病、X 连锁遗传鱼鳞病、常染色体显性遗传表皮松解性角化过度型鱼鳞病和板层状鱼鳞病。

寻常型鱼鳞病可在生后数月发病,皮损呈"鱼鳞"或"蛇皮"样,为多角形或菱形,四肢伸侧比屈侧严重;出现毛囊角化丘疹;手纹和脚纹增多,手掌和脚掌的皮肤粗糙;患者皮肤干燥,严重时瘙痒;症状和体征在冬天加重,夏天缓解。

表皮松解性角化过度型鱼鳞病患儿出生后全身皮肤常有大疱,继而形成粗糙、增厚的疣状角化鳞片;鳞片脱落后,露出潮红糜烂创面;并可再次形成棕灰色疣状鳞片。皮损在四肢曲侧及摩擦处明显(图 3-77)。

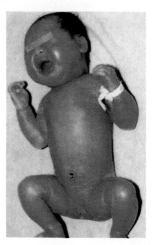

图 3-77　鱼鳞病
表皮松解性角化过度型鱼鳞病。全身皮肤增厚粗糙,疣状角化鳞片遍布全身,有的部位皮肤呈棕灰色增厚。
(引自《中国出生缺陷图谱》,人民卫生出版社,2008 年)

板层状鱼鳞病又称为火棉胶婴儿,出生时患儿全身皮肤光亮紧张,犹如覆盖了一层火棉胶薄膜;生后 24 小时皮肤开始皲裂,形成薄片状脱屑,为增厚的角质鳞片,常呈四方形,中央黏着,边缘松弛,初为白色,后变为棕灰色。严重者鳞片呈铠甲状增厚,紧束患儿全身,掌跖角化增厚,眼睑外翻,多在出生后不久死亡(图 3-78)。

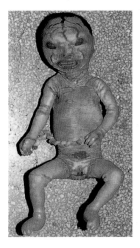

图 3-78　鱼鳞病
板层状鱼鳞病。全身皮肤光亮紧张,部分皮肤皲裂,以颜面和上肢较为明显,眼睑外翻。
(引自《中国出生缺陷图谱》,人民卫生出版社,2008 年)

(三) 描述要点

1. 部位　全身或局部,如头面、颈、胸、腹、背或四肢。

2. 数量　多少及分布特点。

3. 表面　是否干燥、开裂、有无出血。

4. 颜色　如红、紫或其他。

(四) 拍照要求

全身、局部典型皮损部位的照片。

第八节　遗传代谢性疾病

一、苯丙酮尿症

（一）定义

苯丙酮尿症是由于苯丙氨酸代谢障碍引起的一种先天性代谢缺陷病，为常染色体隐性遗传。

（二）临床特征

新生儿期无特殊临床症状，可有喂养困难、呕吐。婴儿期头发黄，皮肤白，虹膜色淡，尿和汗液有特殊的鼠尿味。易兴奋不安，多动，肌张力增高，25%有惊厥。生长发育缓慢，智力低下。血清苯丙氨酸检查可确诊。

（三）描述要点

1. 外观　如有无毛发黄、肤白、虹膜颜色淡等。

2. 智力与生长发育　如有无智力低下、发育迟缓等。

3. 尿液味道　如有无鼠尿味。

4. 实验室检测结果

（四）拍照要点

1. 全身正位照片。

2. 主要异常局部照片。

二、先天性甲状腺功能减退症

（一）定义

先天性甲状腺功能减退症是由于患儿甲状腺先天性缺陷或因母孕期饮食中缺碘所致，简称甲减，又称呆小病或克汀病。

（二）临床特征

新生儿期常处于睡眠状态,反应低下,吸吮无力,哭声低,声音粗哑。体温低,末梢循环差,生理性黄疸消退延迟。首次排胎便时间延迟,常腹胀、便秘。婴幼儿期面容臃肿,鼻根低平,眼距宽,舌大而宽厚、常伸出口外。头大,颈短,甲状腺肿大,头发干枯、发际较低。皮肤苍黄、干燥,头发稀少。体温低、怕冷,安静少动,表情呆板、淡漠。生长发育迟缓,身材矮小,躯干长而四肢短。智力低下。血清 FT_4 和 TSH 检查可确诊。

（三）描述要点

1. 身长　以 cm 为长度单位。

2. 外观　如有无臃肿、鼻根低平、眼距宽、表情淡漠、颈短及四肢短小。

3. 智力与生长发育　如有无智力低下、发育迟缓等。

4. 实验室检测结果。

（四）拍照要点

1. 全身正位照片。

2. 主要异常局部照片。

第九节　其他先天性畸形

一、联体双胎

（一）定义

系单卵孪生体部分未完全分开,身体某一部分互相连接在一起的罕见畸形。估计 20 000 ~ 25 000 人中发生一例,70% 为女性。联体儿性别相同,染色体核型、血型和组织抗原均相同。

（二）临床特征

联体双胎的连接可分为对称或不对称性,表现多种多样。连接部位可在头部、胸部、腹部、臀部等。或为一个体发育不完整的寄生胎联在正常胎儿腹部,或寄生在背部、髓部或体腔内,如2个头颅连成双嘴状(图3-79、图3-80)。

（三）描述要点

连接部位:头部、胸部、腹部、背部、尾部等。

（四）拍照要点

全身正位照片。

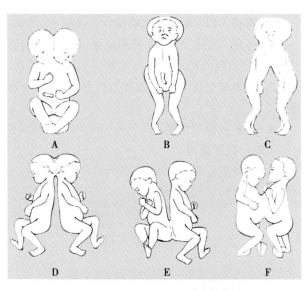

图3-79　联体双胎分类示意图

A. 双头单体双胎;B. 单头部分双体双胎;C. 单头双体双胎;D. 头部联体双胎;E. 骶部联体双胎;F. 胸腹联体双胎

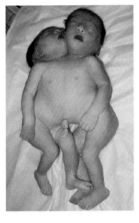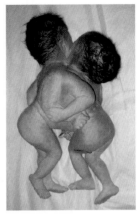

图 3-80　联体双胎正面和背面照片

胸腹联体，可见完整的 4 个上肢，4 个下肢，2 个头和 2 个臀部，共用 1 个胸腔和 1 个腹腔。

（淮河流域出生及出生缺陷监测项目地区提供）

二、淋巴管瘤

（一）定义

由淋巴管良性增生扩张形成，可分为单纯性、海绵状及囊性淋巴管瘤，归类于脉管畸形。

（二）临床特征

1. 海绵状淋巴管瘤　淋巴管扩大成窦状形成瘤体，有纤维外膜，可分布于皮肤、黏膜、肌肉等处，也可见于皮下组织或发生于内脏，颜色同正常皮肤，柔软如海绵状，使皮肤隆起，含有多个充满淋巴液或陈旧性褐色液囊腔，有波动感但界限不清。

2. 囊性淋巴管瘤　多房性囊肿，发生于颈部后三角区，呈张力性肿块，柔软，边界不清，与黏膜、皮肤无明显粘连。发生在颈前三角区者可造

109

成咽喉阻塞、呼吸困难。部分可发生于腋下,或累及胸或腹腔,并引起呼吸障碍或疝形成(图 3-81)。

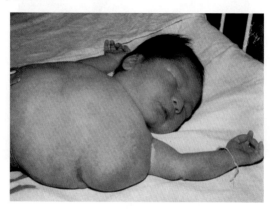

图 3-81　囊性淋巴管瘤

左腋下和左侧胸部巨大肿块,瘤体边界不清,囊性,表面皮肤颜色正常,胸部变形。

(引自《中国出生缺陷图谱》,人民卫生出版社,2008年)

（三）描述要点

1. 部位　如头面、颈、胸、腹、腋下等。

2. 大小　长(cm)×宽(cm)。

3. 表面　如平坦或隆起。

4. 数量　多少及分布特点。

5. 颜色　如肤色、红、紫或其他。

6. 其他。

（四）拍照要点

局部、包括皮损部位在内的正位照片和侧位照片。

三、畸胎瘤

（一）定义

由种质细胞或胚胎干细胞衍生而来的瘤性组织，排列结构错乱，往往含有外、中、内三个胚层的多种组织成分。

（二）临床特征

根据发生部位可分为骶尾部、头颈部、纵隔部、腹膜后以及其他部位。其中以骶尾部畸胎瘤最为常见，其主要表现为骶尾部的一实体瘤，呈分叶状，有结节感，直径有几厘米至婴儿头大，有完整的包膜，界线清楚，内含各种分化成熟的组织，如皮肤、毛发、腺体、牙齿、骨骼、神经、胃肠组织以及黏液等（图3-82）。

辅助检查：超声表现为囊性或实质性肿块回声，以实质性肿块回声为主，肿块内可有钙化性强回声团伴后方声影，有些则表现为囊性混合性回声。根据其临床表现和 X 线平片检查结果即可诊断。

（三）描述要点

1. 部位　如骶尾部、头颈部、纵隔部、腹膜后等。

2. 大小　长（cm）×宽（cm）。

3. 形状　如椭圆形、分叶状、不规则形等。

4. 颜色　如肤色、红、紫或其他。

5. 其他。

（四）拍照要点

局部正位照片。

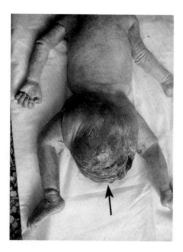

图 3-82　骶尾部畸胎瘤

背面观,显示骶尾部巨大肿块,瘤体大部分突出于体外,包膜完整,部分组织出血坏死。箭头示骶尾部畸胎瘤。

(淮河流域出生及出生缺陷监测项目地区提供)

四、地中海贫血

(一) 定义

又称海洋性贫血、血红蛋白巴氏胎儿水肿综合征,是一组遗传性溶血性贫血疾病。其发病机制是合成血红蛋白的珠蛋白链减少或缺失导致血红蛋白结构异常,这种含有异常血红蛋白的红细胞变形性降低,寿命缩短,可以提前被人体的肝脾破坏,导致贫血甚至发育异常。

(二) 临床特征

胎儿皮肤苍白,明显水肿,腹部膨隆。胎盘巨大。解剖时见心、肝、脾大,胸腹腔积液。

（三）描述要点

1. 皮肤　如苍白、萎黄、正常肤色，是否水肿等。

2. 超声提示　如心、肝、脾大,胸腔积液,腹腔积液等。

（四）拍照要点

全身正位照片。

第四章
先天性心脏病的筛查与识别

第一节 概 述

　　先天性心脏病(先心病)指胎儿期心脏及大血管发育异常所致的先天性畸形,活产儿发病率约为6‰~12‰。先心病不属于遗传性疾病,致病原因主要有遗传和环境因素等。

　　先心病是最常见的严重先天畸形,约1/2属简单心脏结构异常,经外科手术或内科导管介入治疗可以达到根治,但另1/2属复杂心脏结构异常(如:完全性大动脉转位、左心发育不良综合征、肺动脉闭锁等)或严重的心脏异常(如:巨大的室间隔缺损、动脉导管未闭、极重度主动脉瓣狭窄、主动脉缩窄、肺动脉瓣狭窄等),往往造成患儿早期死亡。一些先心病患儿因症状、杂音、发绀不明显或医生对先心病的认识不足,未能及时诊断而贻误了手术的最佳时机,导致遗留严重的并发症致残,如肺动脉高压。据2011年北京市统计资料,先心病已经连续六年排在北京市5岁以下儿童死亡原因的第一顺位。发达国家大约1/2先心病在生后1周内明确诊断,90%在1岁内明确诊断,98%在4岁内明确诊断。因此,加强各级儿科医生和儿保医生的先心病培训,提高对先心病的认识,是目前改善我国先心病治疗水平的关键之一。

20余年胎儿心脏超声诊断的发展,使先心病尤其复杂先心病胎儿期诊断率明显提高,在这个基础上可以为孕妇提供更好的产前咨询,并能对危重新生儿提前给出治疗预案。

先心病在本书中的介绍分两部分,第一部分是先心病的症状和体征,第二部分是几种常见或临床严重的先心病简介。

先心病的诊断方法主要是超声心动图,只有超声诊断困难或者伴有严重并发症(如重度肺动脉高压),治疗前需要了解更详细的资料以判断手术适应证时,可以选择CT或导管造影检查。

在出生缺陷监测工作中,先心病的上报资料应包括症状、体征的描述及超声心动图的报告,叙述要翔实,建议在超声心动图的报告中有截图,并有超声医生的签名。

第二节　基层医疗机构先天性心脏病筛查流程

由于很多基层医疗机构医疗条件有限,先天性心脏病筛查能力短时间难以提高,因此本手册参考国内外相关文献,结合中国具体情况,开发了适宜基层医疗机构先天性心脏病的筛查流程。通过观察新生儿的紫绀等外观情况、听诊心脏杂音、测定血氧饱和度,可以初步筛查出高危新生儿,并做进一步的超声心动图等检查来明确诊断(图4-1)。

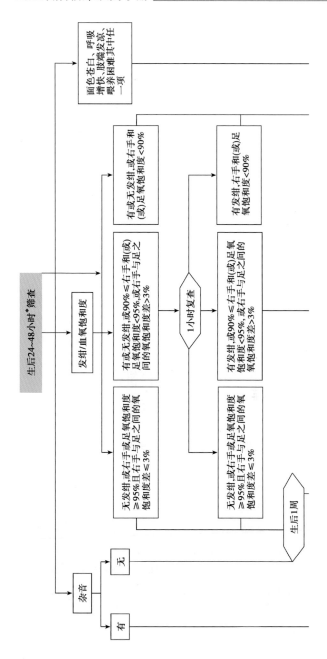

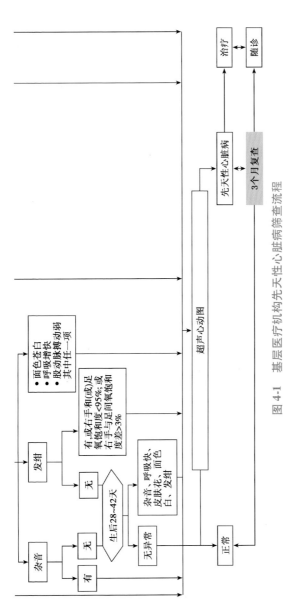

图 4-1 基层医疗机构先天性心脏病筛查流程

*：一般推荐新生儿生后 24～48 小时进行先天性心脏病的筛查，若实际情况不允许，则须在生后 16～24 小时内筛查

117

第三节　症状体征及常用辅助检查

一、常见一般症状及体征

1. 与肺充血肺顺应性下降相关（常见左向右分流型） 气促、呼吸困难、三凹征、胸廓畸形如鸡胸。

2. 与心功能不全相关（常见左向右分流型） 气促、活动耐量差、喂养困难、心动过速、水肿、颈静脉怒张、营养状态差、生长发育落后。

3. 与交感神经兴奋状态相关（常见左向右分流型） 皮肤苍白、发花、多汗。

4. 与肺缺血相关（常见右向左分流型或右室流出道狭窄型） 气促、活动耐量差、喜蹲踞、发绀、杵状指等。

5. 血氧含量低（常见右向左分流型） 皮肤、黏膜发绀，眼结膜充血，因血色素、红细胞增高使血液黏滞度增高，可有血管栓塞、脑脓肿等并发症。

6. 心律失常、晕厥（常见左室流出道狭窄，复杂先心病）。

二、常见心脏专科体征

（一）望诊

1. 心前区隆起与肋缘凹陷 多与心脏扩大、生长发育落后、佝偻病有关。

2. 心尖搏动 移位（影响因素有横膈、纵隔位置，心脏增大，心脏位置异常如右位心、中位心）。

3. 发绀 口唇、舌、口腔黏膜、指（趾）甲根部。

4. 杵状指趾 右向左分流先心病。

5. 毛细血管搏动 见于脉压增大疾病，如动脉导管未闭、主动脉瓣关闭不全等。

（二）触诊

1. 心前区抬举感　见于心脏扩大,大量左向右分流或瓣膜反流等疾病。

2. 震颤（猫喘）　与杂音相关,合并收缩期震颤时杂音为四级以上。

3. 心包摩擦感　常见于心包渗出、心包炎等,心包积液增多时摩擦感减弱直至消失。

4. 脉搏　脉率、脉律、强弱。

5. 股动脉搏动　减弱见于单发主动脉缩窄。

（三）叩诊

了解心界大小,左向右分流先心病多导致心界向左下扩大。

（四）听诊

1. 心率、心律、心音　强度,性质,心音分裂,额外心音。

2. 心脏杂音　先天性心脏病多有血流动力学的改变,因此常可在心前区闻及心脏杂音,产生机制不同,其性质也不同。畸形位置不同,杂音听诊位置也不同。如室间隔缺损在胸骨左缘第 3 ~ 4 肋间闻及收缩期杂音,动脉导管未闭在胸骨左缘第二肋间闻及连续性杂音。

杂音分级标准:收缩期杂音根据响度分为六级,舒张期杂音根据响度分为四级(表4-1)。

表4-1　收缩期杂音分级标准

杂音分级	听诊程度	听诊特点	触诊特点
1	最轻	在安静环境中如不注意难以发觉,需仔细听诊才能发现	无震颤
2	轻度	杂音虽然轻微,但在开始听诊时即能听到	无震颤

杂音分级	听诊程度	听诊特点	触诊特点
3	中度	杂音较明显,响度居中,即使不太注意也可听到	无震颤
4	响亮	杂音响亮	有震颤
5	很响亮	很响亮,但听诊器离开胸壁,杂音即不能听到	明显震颤
6	最响亮	杂音极其响亮,即使听诊器稍离开胸壁,杂音也可听到,甚至不用听诊器也可听到	明显震颤

3. 杂音听诊区

杂音听诊部位及听诊顺序见图 4-2、图 4-3。

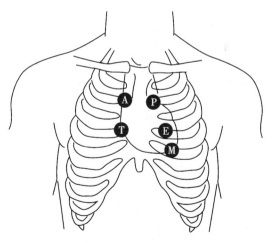

图 4-2　听诊部位

M-二尖瓣听诊区;P-肺动脉瓣听诊区;A-主动脉瓣听诊区;E-主动脉瓣第二听诊区;T-三尖瓣听诊区

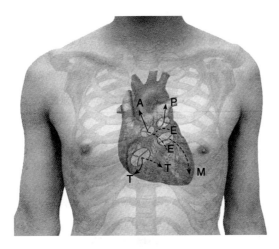

图 4-3　听诊顺序

二尖瓣区（M）开始→肺动脉瓣区→主动脉瓣区→主
动脉瓣第二听诊区→三尖瓣区

三、常用辅助检查

1. 四肢血压及血氧饱和度　正常小儿下肢血
压高于上肢 10～20mmHg；正常血氧饱和度为
95%～100%，低于95%应视为异常。

2. 心电图　先天性心血管畸形的重要辅助诊
断方法。

3. 胸片　先天性心血管畸形的重要辅助诊断
方法。

4. 超声心动图　是先天性心脏病最重要的检
查方法。

5. 导管及选择性造影　右心导管常用于了解
肺动脉压力及肺阻力，肺动脉高压。

6. 心脏 CT 及 MRI　应用于复杂及特殊心血
管畸形诊断。

第四节 各　论

一、室间隔缺损

（一）定义

室间隔缺损是最常见的先天性心血管畸形,占先天性心脏病的 20% 左右。是指胚胎期心室间隔发育不全而形成的左右心室间异常交通。男女发病率比例相当,大约为 1∶1,可单独存在,也可合并其他畸形。根据室间隔缺损的解剖位置不同,可分为膜周部、流入部、流出部、肌小梁部等(图 4-4)。

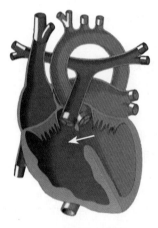

图 4-4　室间隔缺损示意图
图解:箭头示血流自左心室经室间隔缺损分流入右心室

（二）症状与体征

小的室间隔缺损可无症状,不影响生长发育。单纯大室缺,肺循环血容量增多,体循环血容量减少,左心容量负荷增加,患儿可出现生长发育落后、肺部感染、心功能不全、肺动脉高压、心脏扩大等表现。

胸骨左缘 3～4 肋间可闻及响亮、粗糙的收缩期杂音,为典型杂音,可伴有收缩期震颤。合并肺动脉高压时肺动脉瓣区第二心音增强,收缩期杂音减弱或消失。大量左向右分流使左心容量负荷增加,可引起二尖瓣相对狭窄并可闻及心尖部舒张期杂音。形成艾森曼格综合征后可出现发绀、收缩期杂音减弱或消失,肺动脉瓣区第二心音亢进,呈金属音。新生儿早期部分患儿肺动脉压力未降,左右心室压力阶差不大,听诊杂音可不明显,2～3 周后肺动脉压力逐渐下降,杂音渐趋明显。新生儿晚期即可出现气促、多汗、呛奶、面色苍白、发花、体重不增等症状,也可因反复肺炎、心力衰竭死亡。

(三) 辅助检查

1. 血氧饱和度　正常。如晚期合并重度肺动脉高压,出现右向左分流时血氧饱和度可减低。

2. 胸片　左心扩大,肺纹理增多(肺血增加),肺动脉段突出。

3. 心电图　左室高电压,左室肥大,伴有肺动脉高压时可出现双室肥厚或右室肥厚。需注意:婴幼儿右室高电压可为生理性。

4. 超声心动图　可准确测量室间隔缺损部位、大小、数量、分流方向,估测肺动脉压力,测定心腔内径及心室功能,明确是否合并其他心内畸形。

5. 导管及选择性心血管造影　重度肺动脉高压患者需行右心导管检查,可了解肺动脉压力、肺血管阻力,以确定有无手术指征。

(四) 诊断要点

生长发育落后,气促,面色苍白,多汗,反复肺炎,胸骨左缘 3~4 肋间粗糙收缩期杂音,伴有肺动脉瓣区第二心音亢进,胸片提示肺血增多,心电图左室高电压,左室肥大。小室缺可无临床表现。超声心动图基本明确诊断。

(五) 治疗与预后

小 VSD:随诊。自然闭合率较高(20%~40%),注意预防感染性心内膜炎,可到学龄前期择期治疗。

大 VSD:宜外科手术。新生儿期即有症状,伴有肺炎、心衰者,可首先内科药物控制:强心、利尿、扩血管治疗。反应好者可延迟手术时间。药物难以控制的心衰或反复肺部感染者,伴有肺动脉高压者应尽早外科手术。

部分膜周 VSD、肌部 VSD:可行导管介入封堵治疗,流出道型只能外科手术。

及时治疗预后良好,合并艾森曼格综合征者预后差。

二、房间隔缺损(继发孔型,Ⅱ孔型)

(一) 定义

房间隔缺损为最常见的先心病之一,发病率在先心病中居第二位,约 10%~15% 左右,是指心房在胚胎期分隔时的残存孔洞未闭合。根据其在房间隔上的解剖位置,可分为原发孔型(Ⅰ孔型)、继发孔型(中央型、Ⅱ孔型)、静脉窦型(上腔型、下腔型)、冠状静脉窦型及混合型,其中继发孔型最常见(图4-5)。

(二) 症状与体征

小的房间隔缺损没有症状,大的房间隔缺损可有生长发育落后、心悸、易疲劳、肺部感染等。多数

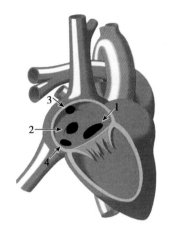

图 4-5　房间隔缺损示意图

图解:自右房侧观

1. 原发孔房间隔缺损;2. 继发孔房间隔缺损;3. 上腔静脉窦型房间隔缺损;4. 下腔静脉窦型房间隔缺损

房间隔缺损患儿在新生儿期无症状。

　　胸骨左缘第二肋间闻及 2~3 级柔和喷射性收缩期杂音,系因肺血流量增加,肺动脉瓣相对狭窄所致。肺动脉瓣区第二心音固定分裂。分流量大时,右心容量负荷增多,三尖瓣听诊区闻及舒张期杂音。如伴有肺动脉高压,肺动脉瓣听诊区第二心音亢进。

　　(三) 辅助检查

　　1. 血氧饱和度　正常,如晚期合并重度肺动脉高压,出现房水平右向左分流时血氧饱和度可减低。

　　2. 胸片　右心扩大,肺纹理增多(肺血增加),肺动脉段突出。

　　3. 心电图　不完全性右束支传导阻滞,右室肥大。

4. 超声心动图 二维超声显示房间隔回声中断,彩色多普勒超声可显示过房间隔血流。

5. 右心导管检查 对于重度肺动脉高压患者可了解肺动脉压力及肺血管阻力,以确定有无手术指征。

(四) 诊断要点

大多不影响生长发育,胸骨左缘第二肋间闻及柔和收缩期杂音,胸片提示肺血增多,心电图不完全性右束支传导阻滞。超声心动图可明确诊断。

(五) 治疗与预后

导管介入治疗,外科手术修补。

单纯房缺极少在新生儿期出现症状,不必给予治疗。继发孔型房缺亦有自然闭合的可能,但几率明显低于室缺。继发孔型小房缺、卵圆孔未闭(缺损直径<5mm)90% 自然闭合,不闭合者大多不必治疗。

复杂先心病伴发的房缺,有时是赖以生存的开口,如室间隔连续的完全性大动脉转位、三尖瓣闭锁、完全性肺静脉异位连接、三房心等,此时不能单纯关闭房缺,否则会导致患儿死亡。

及时治疗效果良好。

三、动脉导管未闭

(一) 定义

发病率:活产儿 1/2500 ~ 1/5000,占先心病的5% ~ 10%,男女发病比例约为 1 : 2 ~ 1 : 3。动脉导管是胎儿时期肺动脉与主动脉之间的正常交通,是维持胎儿循环的重要通路,出生后自然关闭,由功能关闭→解剖关闭→动脉韧带,如因先天缺陷造成生后 3 个月时仍持续开放即称动脉导管未闭畸形（图 4-6）。

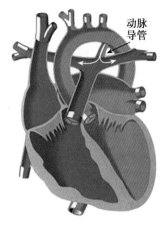

动脉导管

图 4-6　动脉导管未闭示意图
图解：动脉导管内白色箭头显示血流从主动脉分流入肺动脉

（二）　症状与体征

小的动脉导管无症状，粗大动脉导管可有气促、多汗、面色苍白、肺部感染、心功能不全等症状，早产儿合并较粗大 PDA 病情往往危重。

胸骨左缘 2 ~ 3 肋间连续性机械样（滚筒样、轰鸣样）杂音，心前广泛传导，可伴震颤，肺动脉瓣第二心音增强。其他体征包括脉压增大，周围血管征阳性：股动脉枪击音、水冲脉、毛细血管搏动征。重度肺动脉高压，艾森曼格综合征时可出现上下肢差异性发绀，即上肢血氧饱和度正常，下肢血氧饱和度减低。

（三）　辅助检查

1. 血氧饱和度　正常。如晚期合并重度肺动脉高压，出现右向左分流时上肢血氧饱和度正常，下肢血氧饱和度减低。

2. 胸片 左心扩大,肺血增多,肺动脉段突出。

3. 心电图 左室高电压,左室肥厚,伴有肺动脉高压时可出现双室肥厚或右室肥厚。

4. 超声心动图 二维超声可探及异常血管交通,彩色多普勒探及大动脉水平异常双期连续血流信号。

5. 右心导管检查 导管可从肺动脉经动脉导管进入主动脉,提示动脉导管存在。重度肺动脉高压患者行右心导管检查可了解肺动脉压力、肺血管阻力,以确定有无手术指征。

(四) 诊断要点

小 PDA 无症状,仅可闻及杂音;大 PDA 生长发育落后,多汗,反复肺炎,心衰。心前区连续性机械样杂音,伴有肺动脉瓣区第二心音亢进,胸片提示肺血增多,心电图左室高电压,左室肥大。超声心动图可明确诊断。

(五) 治疗与预后

新生儿早期(72 小时之后,10 天之内),PDA 开放,有明显杂音,伴有症状者可选择药物治疗,吲哚美辛(indomethacin,消炎痛)口服或静注,需注意肝肾损伤副作用,药物关闭率约 50% ~60%。

如 PDA 粗大,导致反复肺炎,心衰难以控制者,可早期关闭 PDA,如符合适应证,首选介入治疗,亦可外科手术治疗。

注意在某些肺循环或体循环动脉导管依赖的先心病中,因动脉导管是赖以生存的必需血源途径,如左心发育不良、肺动脉闭锁、三尖瓣闭锁、重度法洛四联症等。在这些疾病中,不可强行关闭 PDA,否则肺动脉供血来源切断,可直接导致患儿死亡。

及时治疗效果良好,合并艾森曼格综合征者预后不佳。

四、法洛四联症

(一) 定义

最常见发绀型复杂先心病,约占先心病14%左右。有肺动脉狭窄、室间隔缺损、主动脉骑跨、右室肥厚这一组畸形称为法洛四联症(图4-7)。肺动脉狭窄程度决定了患者症状的轻重及预后。

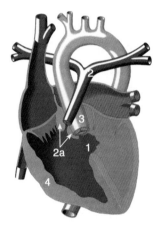

图4-7 法洛四联症示意图
图解:1.室间隔缺损;2.狭窄的肺动脉瓣及肺动脉;2a漏斗部狭窄;3.主动脉骑跨;4.右心室肥厚

(二) 症状与体征

生长发育落后,气促,活动耐力减低,蹲踞,缺氧发作,可有脑栓塞,脑脓肿。出生时发绀大多不明显,生后 3 ~ 6 个月随活动量增多渐显。极重度法洛四联症为动脉导管或侧支血管依赖,新生儿期发绀即可明显。

发绀,杵状指、趾。胸骨左缘 3 ~ 4 肋间短促而中等强度的收缩期喷射性杂音。

（三）辅助检查

1. 血氧饱和度　低于正常。

2. 血常规　红细胞增多,部分患者伴有血小板减少。

3. 胸片　靴型心,右心扩大,肺血减少,肺动脉段凹陷。

4. 心电图　电轴右偏,右室肥厚。

5. 超声心动图　显示主动脉骑跨,室间隔缺损,主肺动脉及左右肺动脉发育情况。

6. CT 及心导管造影　可显示远端肺血管分支发育和侧支血管的情况。

（四）诊断要点

发绀,生长发育落后,喜蹲踞,心前区闻及收缩期杂音,胸片提示肺血减少,靴型心。心电图电轴右偏,右室肥厚,超声心动图可基本明确诊断。

（五）治疗与预后

法洛四联症极少需要在新生儿期手术。重症 TOF 急诊处理原则同肺动脉闭锁,肺动脉发育过差可先行姑息手术,改善缺氧,促进肺血管发育,以备将来行根治手术。

与肺血管发育程度有关。根治手术死亡率＜2% ,10% 左右患者因残余畸形需二次手术,需终生预防感染性心内膜炎。

五、肺动脉瓣狭窄

（一）定义

肺动脉瓣狭窄约占先心病的 10%。静息时,右心室与肺动脉的收缩压差超过 10 ~ 15mmHg 时为异常,肺动脉瓣狭窄使右心室压力负荷增高(图4-8)。右心室压力＜50mmHg属轻度狭窄,50～70mmHg属中度狭窄,＞70mmHg属重度狭窄。

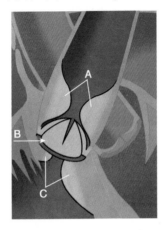

图4-8 肺动脉瓣狭窄示意图

图解:A肺动脉瓣上狭窄;B肺动脉瓣狭窄;C肺动脉瓣下狭窄

(二)症状与体征

轻、中度肺动脉瓣狭窄无症状,不影响生长发育,可有运动后胸闷。严重肺动脉瓣狭窄,由于心房水平大量右向左分流,患儿可出现发绀,或因缺氧发作而死亡。

轻、中度肺动脉瓣狭窄于胸骨左缘第2～3肋间闻及收缩期粗糙喷射性杂音。重度肺动脉瓣狭窄,过瓣血流明显减少,杂音可减轻甚至消失,但发绀明显。

(三)辅助检查

1. 血氧饱和度 正常或减低。

2. 胸片 靴型心,肺动脉段凹陷,右心扩大,肺血减少。

3. 心电图 电轴右偏,右室肥厚。

4. 超声心动图 可以明确肺动脉瓣的发育、狭窄程度、右心室发育情况。

5. 右心导管及右室造影 明确诊断,指导治疗。

(四) 诊断要点

出生后可出现发绀,心前区闻及收缩期喷射性杂音,胸片提示肺血减少,超声心动图可明确诊断。

(五) 治疗与预后

轻度肺动脉瓣狭窄不需处理,中、重度肺动脉瓣狭窄首选择期肺动脉瓣球囊扩张术,成功率98%以上。预后良好。

附:室间隔完整的肺动脉瓣闭锁/极重度肺动脉瓣狭窄

占先天性心脏病的 1% ~3% ,占新生儿发绀型先天性心脏病的 25% ,多伴有右室发育不良,部分伴有右室依赖型冠脉循环(图4-9)。本病常不导致宫内窘迫,出生时体格发育可正常,但很快出现发绀和气促,因右室流出系统严重梗阻,肺循环血流太少,如动脉导管渐趋闭合,患儿在新生儿时期即发生发绀、低氧血症、酸中毒等。如不进行治疗 50% 在 1 个月内死亡,死亡直接原因是进行性低氧血症和心力衰竭。治疗上应尽早处理:生后前列腺素 E 静点保持动脉导管开放,纠酸,纠正低氧,必要时机械通气,改善一般状况后紧急手术。治疗方式与右室发育有关:右室发育良好,无右室依赖型冠脉循环者,可行外科根治术或肺动脉瓣射频打孔及球囊扩张术,如右室发育不良或伴有右室依赖型冠脉循环者,可行体肺分流姑息术,改善缺氧状态。

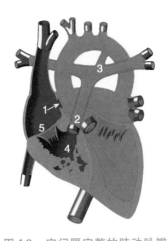

图 4-9　室间隔完整的肺动脉瓣
狭窄示意图
图解:1. 房间隔缺损;2. 发育不
良的肺动脉瓣;3. 动脉导管未闭;
4. 发育不良的右心室;5. 发育不
良的三尖瓣

六、房室间隔缺损(完全型,部分型)

(一)完全型房室间隔缺损

1. 定义　房室间隔缺损也称心内膜垫缺损或
房室通道缺损,分为完全型、部分型和过渡型。完
全型为原发孔房间隔缺损、一组跨在左右心上的共
同房室瓣、瓣下室间隔流入道缺损共同组成的先天
性心脏畸形,共同房室瓣一般分为 5 个瓣膜(图 4-
10)。根据瓣膜形态和腱索附着点分为:A、B、C 三
型,A 型常见,其次为 C 型,B 型最少见。此畸形占
先天性心脏病的 4% ,大约半数以上合并 21-三体综
合征(唐氏综合征、先天愚型)。易合并法洛四联
症、右心室双出口、大动脉错位等畸形。

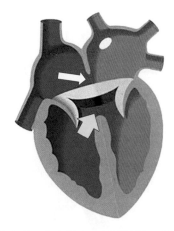

图 4-10　完全型房室间隔缺损示意图
图解:白色箭头示房间隔缺损;黄色
箭头示室间隔缺损

2. 症状和体征　大多完全型房室间隔缺损临
床症状较重,但是心脏杂音不明显是其特征,应给
予注意。因为有大量心房、心室的左向右分流,几
乎所有病例都有肺血大量增多,导致早期肺炎心
衰,呼吸急促,喂养困难,生长发育障碍,一些病例
可出现青紫。如伴有 21-三体染色体异常,可表现
智力障碍。如果合并其他心脏畸形,可表现相应
症状。

心脏扩大可导致胸廓膨隆,由于心房心室的交
通,大量左向右分流,瓣膜反流,心前区明显抬举
感,但是心前区杂音不明显,在胸骨左缘 3～4 肋间
以听到 2～3 级收缩期杂音,如果瓣膜反流重,杂音
可更明显。因为房水平大量分流,可以在胸骨左缘
第 2 肋间听到第二心音分裂,肺动脉高压可致肺动
脉瓣区第二心音增强,使第二心音分裂变得不明
显。肺部湿啰音,胸部三凹征,肝大常见。

3. 辅助检查

（1）血氧饱和度：大多正常，如有右向左分流可出现血氧饱和度下降，一般90%以上。如晚期合并重度肺动脉高压，出现房水平右向左分流时血氧饱和度可明显减低。

（2）胸片：心影扩大，以右心房、右心室为主。肺纹理增多(肺血增加)，肺动脉段突出。

（3）心电图：电轴左偏，P-R间期延长，不完全右束支传导阻滞，右室扩大或左心室、双心室扩大。

（4）超声心动图：二维超声可明确诊断，显示瓣膜形态为共同房室瓣，瓣上原发孔房间隔缺损，瓣下流入道室间隔缺损。而且超声可明确分型：①A型：前桥瓣腱索附着在室间隔嵴上；②B型：左前桥瓣发出乳头肌连在室间隔右侧；③C型：前桥瓣悬浮在室间隔上，没有腱索。多普勒超声可显示反流及分流。

（5）导管及心血管造影检查：由于超声心动图诊断的进展，目前有创检查应用有限。对于重度肺动脉高压患者可了解肺动脉压力及肺血管阻力，对合并复杂畸形可协助诊断，以确定有无手术指征和手术方案的制订。

4. 诊断要点　临床症状重，反复肺炎心衰，生长发育落后，有心脏杂音但不明显。心电图有特征性改变，超声心动图可以明确诊断。常伴有21-三体综合征。

5. 治疗与预后　最好3～6月龄手术，1岁以后手术可能有不可逆肺动脉高压。手术难度较大，手术死亡率早期15%～20%，随手术方法的改进现已降为5%以下。手术并发症约20%左右，包括：瓣膜反流、安装起搏器、残余缺损等。伴有21-三体综合征不增加手术死亡率。手术成功,远期预后尚好,有二次手术的可能。

(二) 部分型房室间隔缺损

1. 定义 部分型与完全型房室间隔缺损都是由于心内膜垫发育异常,但部分型仅包括原发孔房间隔缺损和二尖瓣前叶裂,两组房室瓣、二尖瓣下移,主动脉瓣上移(图4-11)。

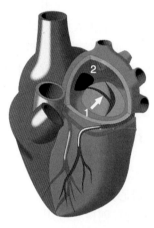

图4-11 部分型房室间隔缺损示意图
图解:1. 二尖瓣前叶裂;2. 房间隔缺损(原发孔)

过渡型房室间隔缺损即在部分型基础上增加一个较小的室间隔缺损,临床症状及手术与部分型相似,不再另作介绍。

2. 症状与体征 临床症状较轻,类似房间隔缺损,很少影响生长发育。如果二尖瓣反流重,肺淤血,左心室功能下降,临床症状会较重。胸骨左缘2~3肋间可闻3级收缩期杂音,第二心音分裂;如有二尖瓣反流,心尖部可有2~3级收缩期杂音及柔和的舒张期杂音。

3. 辅助检查

（1）血氧饱和度：正常。

（2）胸片：肺血增多，心影扩大，以右心房、右心室为著，二尖瓣反流重可有左心房扩大。

（3）超声心动图：二维超声可见房间隔下部原发孔缺损，二尖瓣前叶裂，二尖瓣水平下移至三尖瓣水平。彩色多普勒可见心房水平左向右分流及二尖瓣反流。可借助超声心动图明确诊断后手术。

（4）导管与心血管造影：很少应用，仅用于肺动脉高压的评价。左心室造影可见典型鹅颈征表现（二尖瓣下移、主动脉瓣上移所致）。

4. 诊断要点　临床症状较轻。与房间隔缺损症状、体征相同，胸骨左缘 2 ~ 3 肋间 2 ~ 3 级收缩期杂音，固定第二心音分裂。如二尖瓣反流重，心尖部可有收缩期杂音及柔和舒张期杂音。超声心动图可以明确诊断。

5. 手术与预后　手术年龄 2 ~ 4 岁。较少并发症及二次手术率。二尖瓣反流程度影响手术年龄。预后良好。

七、完全性大动脉转位

（一）定义

是新生儿期即有发绀的先心病，发病率占小儿先心病的 5% 。解剖结构为主动脉与右心室相连，肺动脉与左心室相连。正常的体循环与肺循环的交叉关系消失，而呈孤立运行路线，依靠房水平、室水平或大动脉水平存在的血流交通而存活（图 4-12）。

（二）症状与体征

室间隔完整的完全性大动脉转位生后数小时

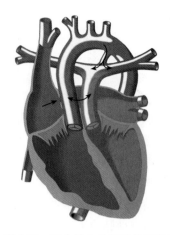

图 4-12　完全性大动脉转位示意图

图解:蓝色示右房右室连接主动
脉,红色示左房左室连接肺动脉,
主动脉-肺动脉之间有动脉导管交
通,左房-右房之间有房间隔缺损
交通

即可由于血液混合不良而出现发绀。如赖以生存
的动脉导管或房间隔缺损趋于关闭,患儿可出现缺
氧加重、气促、心衰征象,甚至猝死。如伴有房间隔
缺损、室间隔缺损或动脉导管未闭血液混合良好,
发绀可至新生儿晚期发现。

除发绀外,如无肺动脉狭窄,常无明显杂音,如
伴肺动脉狭窄,可于胸骨左缘第 2 ~ 3 肋间闻及粗
糙收缩期杂音。房间隔缺损可形成有效的双向分
流,稳定患儿的生命体征,从而减少前列腺素的使
用。胎儿时期明确诊断,生后早期干预,可改善
预后。

（三）辅助检查

1. 血氧饱和度　低于正常。

2. 胸片　蛋形心,根据肺血管发育情况,肺血

可增多,正常或减少。

3. 心电图 常无特异表现。

4. 超声心动图 能明确诊断,可显示两大动脉关系及其与心室的关系、动脉及心室的发育情况等,据此可直接手术。

5. 心导管及选择性心血管造影 明确诊断,指导治疗。

(四) 诊断要点

生后即出现发绀,或发绀进行性加重,呼吸急促。心前区有或无明显杂音,超声心动图能明确诊断。

(五) 治疗与预后

前列腺素 E 静点保持动脉导管开放,房间隔球囊造口术,生后 2 周内完成大动脉调转术。

生后 2 周内完成动脉调转术,预后较好。

八、主动脉瓣狭窄

(一) 定义

西方报道发生率约占先心病的 3% ~6% ,我国较少。为主动脉瓣发育不良引起的瓣膜水平梗阻,主动脉瓣狭窄使左心室的压力负荷增高(图 4-13)。

(二) 症状与体征

轻重不一,轻者可无症状,或活动后气促,心悸,胸痛,易疲劳。严重的主动脉瓣狭窄,可在新生儿期就出现心力衰竭,表现为呼吸急促,心动过速,面色苍白,双肺湿啰音,症状可急剧恶化导致死亡。

胸骨右缘第二肋间或胸骨左缘第三肋间主动脉瓣听诊区闻及粗糙喷射性收缩期杂音,向颈部及胸骨上窝传导。

(三) 辅助检查

1. 血氧饱和度 正常。

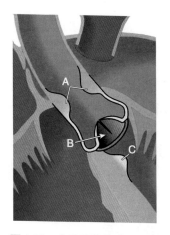

图 4-13　主动脉瓣狭窄示意图
图解:A 主动脉瓣上狭窄;B 主动
脉瓣狭窄;C 主动脉瓣下狭窄

2. 胸片　左心扩大,升主动脉扩张。

3. 心电图　左心扩大或肥厚。

4. 超声心动图　可明确诊断主动脉瓣的形态、数目、狭窄程度,继发左室肥厚及功能的改变。是临床随诊的重要检查手段。

5. 左心导管及左室造影　可指导治疗。

（四）诊断要点

症状可轻可重,严重者新生儿期出现心衰及休克征象,心前区闻及粗糙收缩期杂音,向胸骨上窝传导。

（五）治疗与预后

新生儿期出现症状者,药物治疗常难以奏效,可导管介入主动脉瓣球囊扩张,有死亡风险,易导致主动脉瓣反流。

主动脉瓣压差 50mmHg 以下随诊,50mmHg 以上如有胸痛、活动受限、晕厥等,可早期球囊扩张,尽量延迟外科手术时间,最终外科换机械瓣或 ROSS 手术。换瓣术后终生抗凝治疗,ROSS 手术远期预后尚不明确。

九、主动脉缩窄

(一) 定义

发病率为活产婴儿的 0.2‰ ~ 0.6‰。国外报道约占先心病 5%,国内报道约占 1.1% ~ 3.4%,占先天性心脏病的 0.52% ~ 1.6%。常并存其他心血管畸形,其中单纯性缩窄约占 42% ~ 52%。主动脉缩窄是指先天性降主动脉狭窄,常发生在左锁骨下动脉远端和动脉导管邻接处。主动脉峡部狭窄如一束腰,其内可有隔膜阻挡血流,有一类型为有一小段管道狭细(图 4-14)。

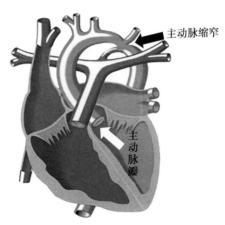

图 4-14　主动脉缩窄示意图

图解:黑色箭头示主动脉缩窄,白色箭头示主动脉瓣

(二) 症状与体征

单纯主动脉缩窄症状可轻可重,轻者仅活动后

下肢乏力,重者新生儿期即可出现休克症状(面色苍白,四肢厥冷,心动过速,血压下降)或死亡。合并动脉导管未闭的主动脉缩窄,分为导管前型及导管后型。导管前型大多缩窄范围较大,可累及主动脉弓,侧支血管不丰富,肺血多,容易出现心衰及肺动脉高压,症状多出现于新生儿或小婴儿。

杂音:左锁骨下、腋下、后背肩胛内面可闻及收缩后期并延伸至舒张期的杂音,大多6岁以后在胸部前后可闻及侧支的连续性杂音。

血压:单纯主动脉缩窄下肢血压低于上肢血压,股动脉搏动减低。

(三) 辅助检查

1. 血氧饱和度 单纯主动脉缩窄>95%,合并动脉导管未闭可下肢血氧饱和度<上肢血氧饱和度(上肢正常)。

2. 胸片 左心扩大,肺淤血,年长儿可有肋骨下缘切迹。

3. 心电图 正常或左室高压或肥厚。

4. 超声心动图 可显示缩窄段的位置、长度、程度,侧支形成情况及继发左室肥厚表现。

5. CT 与超声心动图相比,在显示缩窄部位的形态、长度等方面具有优势。

6. 左心导管 精准测量缩窄段压差,主动脉造影显示缩窄形态。

(四) 诊断要点

症状可轻可重,严重者新生儿期出现心功能不全。股动脉搏动减弱,相应听诊区出现杂音,伴动脉导管未闭可出现差异性发绀,超声心动图能初步诊断。

(五) 治疗与预后

缩窄严重者新生儿期手术或球囊扩张,轻中度

缩窄随诊,择期手术。年长儿或术后再缩窄可主动
脉内放置支架。

及时手术效果良好,再狭窄率不高。

十、左心发育不良综合征

(一) 定义

本病发生率占活产婴儿的 0.16‰,约占先心病
尸检的 1.4% ~ 3.8%。是一组以主动脉、主动脉
瓣、左心室、二尖瓣、左心房发育不良为特征的先天
性心脏畸形(图 4-15)。西方国家较常见。新生儿
早期即出现严重症状,95% 在新生儿期死亡(平均
4 ~ 23 天)。

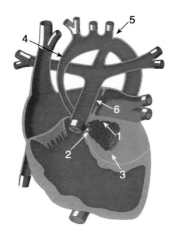

图 4-15　左心发育不良综合征示意图
图解:1. 二尖瓣狭窄或闭锁;2. 主
动脉瓣狭窄或闭锁;3. 发育不良的
左心室;4. 发育不良的升主动脉;
5. 主动脉缩窄;6. 房间隔缺损

左心发育不良综合征分为 4 型:①Ⅰ 型:主动
脉、二尖瓣狭窄;②Ⅱ 型:主动脉、二尖瓣闭锁;③Ⅲ

型:主动脉闭锁、二尖瓣狭窄;④Ⅳ型:主动脉狭窄、二尖瓣闭锁。Ⅱ型最常见,Ⅳ型较少见。左心发育不良综合征患者出生后的血流动力学状态:右心房同时接受上下腔静脉的回流血液和左心房经房间隔缺损流入的血液,混合后由右心室泵入肺总动脉和左右肺动脉,并经粗大的动脉导管顺行进入降主动脉,逆行灌注升主动脉和冠状动脉。房间隔缺损和动脉导管两处分流是患儿完成体、肺循环的先决条件,属体循环动脉导管依赖的复杂先心病。

(二) 症状及体征

大多于生后 1~2 天内出现呼吸窘迫,常伴轻度发绀。如有粗大动脉导管,出生后体、肺循环阻力达到自然平衡,体、肺血流基本平衡,尚可存活,但有严重肺炎心衰,肺动脉高压。如吸入氧气,促进动脉导管关闭,则体循环缺血,出现休克,甚至猝死。

(三) 辅助检查

1. 血氧饱和度 动脉血氧饱和度降低,大约 85%~90%。

2. 胸片 心影增大,心尖上翘,肺动脉段突出。肺门血管影增大,肺纹理增粗。

3. 心电图 电轴显著右偏,右房肥大,严重右心室肥厚。

4. 超声心动图 可显示二尖瓣狭窄、闭锁,主动脉瓣狭窄、闭锁,左心室发育、升主动脉及主动脉弓发育,有无房间隔交通及动脉导管血流。超声心动图结合典型临床症状可确诊。

(四) 诊断要点

出生即刻常无症状,生后 24 小时至 10 天突发气急、发绀,重症心力衰竭,呼吸困难,体温不升,面色青灰,休克,杂音不典型。超声心动图可明确诊断并指导临床治疗。

(五) 治疗与预后

急诊处理:心脏超声明确诊断;避免吸入纯氧;前列腺素 E 输入,保障动脉导管开放;及时纠正代谢性酸中毒;视血压情况应用正性肌力药物[多巴胺 $5\sim20\mu g/(kg\cdot min)$];必要时机械通气,呼吸机氧浓度21%;支持疗法。

手术方法:①Norwood 手术;②心脏移植;③内科介入与外科镶嵌治疗。最终手术成功仍为单心室循环。

手术预后不良,死亡率极高。

附　图

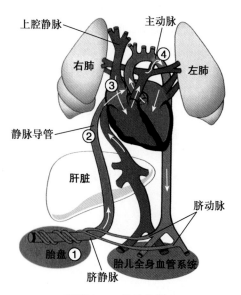

附图 1　正常胎儿循环
①胎盘；②静脉导管；③卵圆孔；④动脉导管

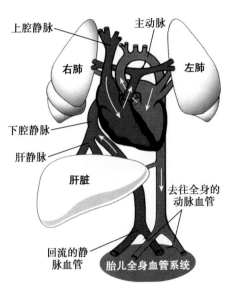

附图 2　生后正常循环

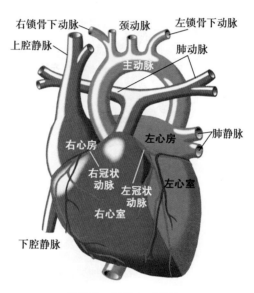

附图 3　正常心脏前面观

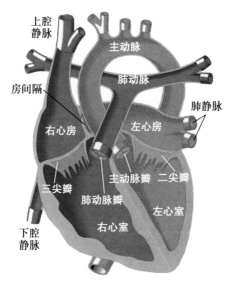

附图 4　正常心脏剖面观

（韩玲　赵地　肖燕燕）